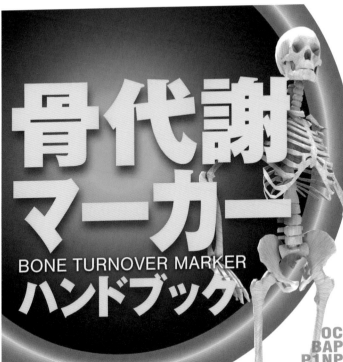

骨代謝マーカー

BONE TURNOVER MARKER

ハンドブック

OC
BAP
P1NP
PYD
DPD
NTX
CTX
ICTP
TRACP-5b
ucOC
pentosidine
25-hydroxyvitamin D
PTH
calcitonin
FGF23
sclerostin
miRNA

　骨代謝マーカーは，骨粗鬆症診療には不可欠な診療ツールであり，優れた動的指標が得られる臨床検査項目となった。本委員会は，2001 年よりこれまで骨粗鬆症診療を中心にガイドライン（またはガイド）を作成してきた。しかし，本委員会が策定・公表した『骨粗鬆症診療における骨代謝マーカーの適正使用ガイド 2018 年版』は広く骨粗鬆症診療に携わる医療関係諸氏には知られてはいるが，実臨床での骨代謝マーカー使用の普及率は 45% 程度に留まっている。

　骨粗鬆症治療の開始率や継続率を向上させ治療ギャップを解消するためには，日本骨粗鬆症学会認定医と骨粗鬆症マネージャーを中心とした骨粗鬆症リエゾンサービスの活動も期待されている。骨粗鬆症治療薬の継続とアドヒアランスは，骨代謝マーカーを測定することで向上することは，既に国際臨床化学連合・国際骨粗鬆症財団の合同専門委員会や英国の国民保健サービス（National Health Service：NHS）でも検討され，その意義が確立されつつある。

　骨粗鬆症診療の中で多職種連携のチーム医療を推進するためには，医師，メディカルスタッフの育成が必要であり，誰でも骨代謝マーカーの実践的活用を簡単に理解するための参考となる知識をわかりやすく提供することは臨床に携わる医療関係者のみならず，骨代謝を専門分野とする研究者や学生諸氏にも必要である。

　本書の作成には，本委員会委員以外にも各分野の専門家に執筆を依頼した。本書の特徴として，各 Chapter に Q（Question）を設け，その A（Answer）を詳しく解説していただいた。本書を実践で活用していただくことで，骨代謝マーカーや骨代謝検査項目の知識を包括的に確認したい医師・メディカルスタッフ，および基礎研究者，これから骨粗鬆症診療を始めようとする医師，骨粗鬆症専門医または骨粗鬆症マネージャー認定試験を受験したいと思っている医師・メディカルスタッフ，骨粗鬆症に興味をもつ学生にもわかりやすく理解しやすいように企画した。また，各Chapter には，コラムも設けて骨代謝マーカーあるいは代謝性骨疾患に関する話題や課題などについて自由に執筆していただき，書籍として面白さを引き出すように心掛けた。

是非，骨粗鬆症診療のみならず代謝性骨疾患，悪性腫瘍による骨転移などの日常診療や研究等の補助として本書を使用して頂き，何時でも骨代謝マーカーや骨代謝関連項目を活用できる実践書の1冊となることを期待したい。

　おわりに執筆者の各位に感謝するとともに，出版にご尽力いただいたメディカルレビュー社の諸氏に謝意を表する。

2022年7月

一般社団法人 日本骨粗鬆症学会
骨代謝マーカー検討委員会 委員長

三浦　雅一

　わが国の高齢化に伴う骨粗鬆症および骨粗鬆症に起因する骨折は，単に運動器障害のみならず他の重篤な身体合併症の引き金にもなる。特に大腿骨近位部骨折は高齢者においては転倒などの軽微な事故で発症し，入院や手術を要することが多く，結果として生活活動能力を著しく劣化させ，ひいては生命予後を悪化させる。幸いこの40年にわたって骨粗鬆症学の飛躍的な発展により，多くの検査手技や治療薬剤が上市され，実臨床に成果を挙げるとともに，骨粗鬆症診療の考え方やあり方も大きく変遷してきている。その中で骨代謝マーカーは薬物治療のモニタリングの重要な診療ツールとして発展してきており，本ハンドブックでは，現在の骨粗鬆症診療における骨代謝マーカーのポジショニング，実臨床での応用範囲，さらには骨代謝マーカーの基礎的な知識やその限界についてわかりやすく詳述している。

　骨粗鬆症の予防と効果的な治療により，骨粗鬆症患者のQOL維持とともに骨折に対する医療費負担の軽減が可能となる。この効果を得るためには骨粗鬆症の早期診断はもとより，既に罹患してしまった骨粗鬆症への効果的な治療，さらには精度の高い治療モニタリング，そして骨折の危険度の評価が必須な事項となる。現時点では，このような要件を備えた検査として，骨の生検による骨形態計測指標があるが，骨の生検は侵襲的な検査法であり，繰り返し施行することは一般臨床では困難である。また，各指標は骨組織採取部位の局所の骨変化を表現するのみであり，常に全身の骨所見として考えるには不適切な場合もある。

　近年，骨密度測定が骨粗鬆症の診断の主たる手段として汎用されており，その測定精度の向上も目覚ましいものがあるものの，同じ骨密度であっても代謝状態は異なり，病的な意義も異なる。骨密度測定を動的マーカーとするためには，半年ないし1年の観察期間をおいた再測定によるが，また，その変化はさほど顕著な変化でなく，測定精度の限界にも関係する。

　これらの検査の不足を補うという面からも，骨代謝マーカーは，日々の骨代謝状態を的確に表現しうることで，動的指標としての有用性が高い。このような利点を生かして薬物選択の指針として用い，さらに治療のモニタリングを行い，より適切な骨粗鬆症の薬物治療を可能にする。

近年，骨芽細胞や破骨細胞の特異的酵素活性の高感度・特異度の測定の開発に加えて，骨のリモデリング機構に伴うコラーゲン代謝に関わる産物の定量など新たな指標が開発され，また，昨今のより強力な骨吸収抑制薬や，骨形成を促す新たな薬剤の登場により，骨代謝マーカーによる薬剤の効果的な適用がなされることは，骨粗鬆症患者にとっても大きな福音となる。

　本ハンドブックは，日本骨粗鬆症学会の骨代謝マーカー検討委員会委員長の三浦雅一先生をはじめ委員会委員による力作であり，最新の骨粗鬆治療学を踏まえた骨代謝マーカーの臨床応用を明快に解説した。2001 年度版の『骨粗鬆症診療における骨代謝マーカーの適正使用ガイドライン』以来，種々の改定を繰り返してガイドラインを策定してきたマーカー委員会委員により，この最新の著作を刊行されたことを感謝するとともに，読者の皆様にとって，本ハンドブックが骨代謝マーカーの実臨床へのマイルストーンになることを念願する。

　2022 年 7 月

公立大学法人大阪 理事長

西澤　良記

委員会・執筆者一覧

日本骨粗鬆症学会 骨代謝マーカー検討委員会

委 員 長

三浦 雅一 北陸大学 理事・薬学部薬学臨床系病態解析学分野 教授／
北陸大学健康長寿総合研究グループ グループ長

副委員長

今西 康雄 大阪公立大学大学院医学研究科代謝内分泌病態内科学 准教授

委 員

石川 紘司 昭和大学医学部整形外科学講座 講師

髙田 潤一 医療法人札幌円山整形外科 札幌琴似整形外科 骨粗鬆症センター長

茶木 修 独立行政法人労働者健康安全機構 横浜労災病院女性ヘルスケア部 部長

中村 幸男 信州大学医学部運動機能学教室(整形外科) 特任教授

萩野 浩 鳥取大学医学部保健学科 教授

吉村 典子 東京大学医学部附属病院 22 世紀医療センターロコモ予防学講座 特任教授

学術協力委員

菊地 渉 日東紡総合研究所メディカル研究開発センター

執筆者 (50音順)

東 浩太郎 東京大学医学部附属病院老年病科 講師

石川 紘司 昭和大学医学部整形外科学講座 講師

稲葉 雅章 社会医療法人寿楽会 大野記念病院内分泌・腎臓内科 名誉院長

井上 聡 地方独立行政法人 東京都健康長寿医療センター研究所
老化機構研究チームシステム加齢医学研究 研究部長

井上 大輔 帝京大学ちば総合医療センター 病院長

今西 康雄 大阪公立大学大学院医学研究科代謝内分泌病態内科学 准教授

岩本 潤 慶友整形外科病院骨関節疾患センター センター長

上西 一弘 女子栄養大学栄養学部栄養生理学研究室 教授

大薗 恵一 大阪大学大学院医学系研究科小児科学 教授

太田 郁子 倉敷平成病院婦人科 部長

太田 博明 川崎医科大学産婦人科学 2 特任教授／
川崎医科大学総合医療センター産婦人科 特任部長

菊地 渉 日東紡総合研究所メディカル研究開発センター

斎藤　　充	東京慈恵会医科大学整形外科学講座 主任教授	
髙田　潤一	医療法人札幌円山整形外科 札幌琴似整形外科 骨粗鬆症センター長	
髙田信二郎	独立行政法人国立病院機構 徳島病院整形外科・リハビリテーション科 外科系診療部長	
竹内　靖博	国家公務員共済組合連合会 虎の門病院 副院長	
茶木　　修	独立行政法人労働者健康安全機構 横浜労災病院女性ヘルスケア部 部長	
中村　幸男	信州大学医学部運動機能学教室（整形外科）特任教授	
萩野　　浩	鳥取大学医学部保健学科 教授	
三浦　雅一	北陸大学 理事・薬学部薬学臨床系病態解析学分野 教授／北陸大学健康長寿総合研究グループ グループ長	
元木　由美	医療法人平成博愛会 博愛記念病院 副院長	
吉村　典子	東京大学医学部附属病院 22 世紀医療センターロコモ予防学講座 特任教授	

査読者

三浦　雅一	北陸大学 理事・薬学部薬学臨床系病態解析学分野 教授／北陸大学健康長寿総合研究グループ グループ長
今西　康雄	大阪公立大学大学院医学研究科代謝内分泌病態内科学 准教授

COI利益相反の確認について
執筆者は日本骨粗鬆症学会の COI 申請規約に沿って，利益相反状況を一般社団法人 日本骨粗鬆症学会に申告している。

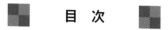

目　次

Chapter 7　栄養およびスポーツと骨代謝マーカー

Chapter 8　骨代謝マーカーを実践活用したこれからの骨粗鬆症診療

■ 購入者特典

本書の購入特典として，電子版を閲覧いただけます。
二次元コードを読み取っていただくか，URL よりご利用ください。

　URL　https://med.m-review.co.jp/btm2022/
　ID　　btm2022
　Pass　Ae2FL8Bg

※本特典のご利用は購入者限定とし，第三者に ID・Pass を提供・開示することは固く禁じます。

本特典は 2025 年 9 月末日までを閲覧期限とし，それ以降は予告なく終了する場合がございます。

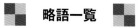

略語一覧

略語	フルスペル	日本語
1CTP	type Ⅰ collagen-C-telopeptide	Ⅰ型コラーゲン -C- テロペプチド
AE	aerobic exercise	有酸素運動
AGEs	advanced glycation end-products	終末糖化産物
ALP	alkaline phosphatase	アルカリホスファターゼ
BAP	bone alkaline phosphatase	骨型アルカリホスファターゼ
BCE	Bone Collagen Equivalent	骨コラーゲン相当量
CaSR	calcium sensing receptor	カルシウム感知受容体
CKD	chronic kidney disease	慢性腎臓病
CKD-MBD	CKD-mineral and bone disorder	CKD に伴うミネラル骨代謝異常
CLEIA	chemiluminescence enzyme immunoassay	化学発光酵素免疫測定法
CLIA	chemiluminescence immunoassay	化学発光免疫測定法
COPD	chronic obstructive pulmonary disease	慢性閉塞性肺疾患
CTX	type Ⅰ collagen cross-linked C-telopeptide	Ⅰ型コラーゲン架橋 C- テロペプチド
DPD	deoxypyridinoline	デオキシピリジノリン
E_2	estradiol	17- β エストラジオール
ECLIA	electro chemiluminescence immunoassay	電気化学発光免疫測定法
ECTS	European Calcified Tissue Society	欧州石灰化組織学会
eGFR	estimated glomerular filtration rate	推算糸球体濾過量
EIA	enzyme immunoassay	酵素免疫測定法
ELISA	enzyme-linked immunosorbent assay	酵素結合免疫吸着測定法
fDPD	free deoxypyridinoline	遊離デオキシピリジノリン
FEIA	fluorescence enzyme immunoassay	蛍光酵素免疫測定
FGF	fibroblast growth factor	線維芽細胞増殖因子
FSH	follicle stimulating hormone	卵胞刺激ホルモン
GFR	glomerular filtration rate	糸球体濾過率
GIO	glucocorticoid-induced osteoporosis	ステロイド性骨粗鬆症
GLP-2	glucagon-like peptide-2	グルカゴン様ペプチド -2
GWAS	genome-wide association study	ゲノムワイド関連解析
HPP	hypophosphatasia	低ホスファターゼ症
HRpQCT	high-resolution peripheral quantitative computedtomography	高分解能末梢骨定量コンピュータ断層撮影法

略語	フルスペル	日本語
HRT	hormone replacement therapy	ホルモン補充療法
IC	informed consent	インフォームドコンセント
IFCC	International Federation of Clinical Chemistry and Laboratory Medicine	国際臨床化学連合
IL6	interleukin-6	インターロイキン-6
Intact P1NP	Intact type I procollagen-N-propeptide	インタクトI型プロコラーゲ-N-プロペプチド
IOF	International Osteoporosis Foundation	国際骨粗鬆症財団
LC-MS/MS	liquid chromatography/mass spectrometry	液体クロマトグラフィー質量分析法
LSC	least significant change	最小有意変化
MMP	matrix metalloproteinase	マトリックスメタロプロテイナーゼ
MS/MS	mass spectrometry/mass spectrometry	三連四重極型質量分析計
MSC	minimum significant change	最小有意変化
NIST	National Institute of Standards and Technology	米国国立標準技術研究所
NTX	type I collagen cross-linked N-telopeptide	I型コラーゲン架橋N-テロペプチド
OC	osteocalcin	オステオカルシン
P1CP	type I procollagen-C-propeptide	I型プロコラーゲン-C-プロペプチド
P1NP	type I procollagen-N-propeptide	I型プロコラーゲン-N-プロペプチド
PDB	paget disease of bone	骨パジェット病
POCT	point of care testing	臨床現場即時検査
PPARγ2	peroxisome proliferator-activated receptor gamma 2	転写因子ペルオキシソーム増殖剤活性化受容体ガンマ
PTH	parathyroid hormone	副甲状腺ホルモン
PTHrP	PTH-related protein	副甲状腺ホルモン関連蛋白(質)
RA	rheumatoid arthritis	関節リウマチ
RANKL	receptor activator of nuclear factor kappa-B ligand	NF-κB活性化受容体リガンド
RE	resistance exercise	筋力強化運動
RI	radioisotope	放射性同位元素
RIA	radioimmunoassay	ラジオイムノアッセイ法
RISC	RNA-induced silencing complex	RNA誘導サイレンシング複合体
Rnase	ribonuclease	リボヌクレアーゼ

略語	フルスペル	日本語
RUNX2	runt-related transcription factor 2	転写因子ラント関連転写因子 2
SERM	selective estrogen receptor modulator	選択的エストロゲン受容体モジュレーター
SNP	single nucleotide polymorphism	一塩基多型
T3	triiodothyronine	トリヨードサイロニン
TBS	trabecular bone score	海綿骨スコア
TDM	therapeutic drug monitoring	血中薬物濃度モニタリング
tDPD	total deoxypyridinoline	トータルデオキシピリジノリン
TIO	tumor induced osteomalacia	腫瘍性骨軟化症
TNF	tumor necrosis factor	腫瘍壊死因子
total P1NP	total type Ⅰ procollagen-N-propeptide	トータルⅠ型プロコラーゲン -N- プロペプチド
TR	thyroid hormone receptors	甲状腺ホルモン受容体
TRACP-5b	tartrate-resistant acid phosphatase-5b	酒石酸抵抗性酸ホスファターゼ -5b
ucOC	undercarboxylated osteocalcin	低カルボキシル化オステオカルシン
XLHR	X-linked hypophosphatemic rickets/osteomalacia	X 染色体優性低リン血症性くる病・骨軟化症

※本書は日本骨粗鬆症学会 編『骨粗鬆症標準用語集』を手引きに用語を統一した。著者による略語については，論文内でのみ統一している。

●本書のご利用にあたって

　本書の記載内容については，正確かつ最新の情報であるよう努めて編集しておりますが，医学・医療は日々進歩しておりますため，発刊後，記載内容が最新・正確ではない場合があります。検査に関する判読については，最新の検査機器・試薬の説明書および医薬品添付文書等を確認いただき，ご自身にて行われるようお願い申し上げます。副甲状腺ホルモン (PTH 薬) については，日本国内で市販されている商品名を記載することで，名称の略語や記載の混乱を避ける工夫を行いました。

　本書の記載内容に関連して生じたいかなる問題についても，編集者，執筆者ならびに出版社はその責任を負いかねますことをご了承ください。

Chapter 1

各種骨代謝マーカーとその特徴

Q1 骨代謝マーカーには どのような種類がありますか？

A1 骨代謝マーカーには，骨形成マーカー，骨吸収マーカー，骨マトリックス関連マーカーがある。骨代謝関連項目として 25(OH)D がある。骨代謝マーカーは，骨粗鬆症治療薬の選択や治療効果のモニタリングで活用されており，25(OH)D はビタミン D 充足度を知る指標として使用される。新規バイオマーカーとして，スクレロスチン，FGF23 などが期待されている。

● キーワード　骨形成マーカー，骨吸収マーカー，骨マトリックス関連マーカー，骨代謝関連項目

解説

骨代謝マーカーとは

　骨組織では古い骨は破骨細胞により吸収され，骨芽細胞により新たな骨が補完される。このような機構を骨リモデリングと呼ぶが，代謝の面からみれば一連の過程の進行は骨代謝回転と総称される。この一連の過程は約3〜5カ月の周期で構成され，全骨格の3〜6％が常にリモデリングされて，ヒトの生涯にわたってこれが繰り返されている。代謝回転が健常で骨吸収と骨形成のバランスが保たれていれば骨量は維持されるが，代謝回転が亢進して骨形成に比して骨吸収が優位であれば骨量は減少し，逆に代謝回転が遅くとも，骨吸収に比して骨形成が少なければ骨量はやはり減少する。また，骨代謝回転が過剰に抑制されれば，骨構造の負の改変のために骨の脆弱化が生じる。骨の代謝状態は日々変化し，その状況により骨量あるいは骨強度が維持され，または変化が生じる。

　骨の代謝状態を知ることは骨粗鬆症に代表されるような代謝性骨疾患，甲状腺機能亢進症，副甲状腺機能亢進症および悪性腫瘍による骨転移を検討するには必須の項目であり，具体的に実臨床において，骨代謝回転評価の生化学的指標として骨代謝マーカーが用いられる。

　骨代謝状態は骨組織形態計測法により評価することがゴールドスタンダードであるが，これは骨生検を必要とする侵襲的な手法であり，多くの

患者に繰り返し実施することは困難である。そのため，骨代謝の代替指標として多くの生化学的マーカー（バイオマーカー）が開発されてきた。これらの中から特に骨組織形態計測成績と相関性の高いものが臨床研究に供され，骨粗鬆症に代表される代謝性骨疾患の診療に適正使用されるに至っている。さらに，悪性腫瘍の骨病変の診断や骨カルシウム代謝に影響を及ぼす内分泌疾患の診療においても，骨代謝マーカーのその臨床的有用性がほぼ確立していると言っても過言ではない。

　図1に示すように，骨代謝マーカーとしては種々の物質が選別されてきており，大きく分けて，骨芽細胞に由来する蛋白質や酵素は骨形成マー

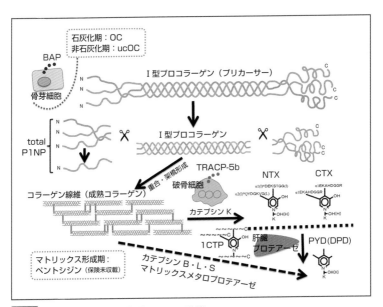

図1　骨代謝における骨代謝マーカー動態

骨形成マーカーはおもに骨芽細胞から分泌される酵素やプロコラーゲンが成熟コラーゲン化する際に分解され出現するペプチド分子，骨吸収マーカーは成熟コラーゲンの分解により分泌される分解産物（ペプチド）や破骨細胞より分泌される酵素などが挙げられる。それ以外には，成熟コラーゲンの非石灰化期およびマトリックス形成期に出現するペントシジンなどが知られている。

（著者作成）

表1　骨代謝マーカーおよび骨代謝関連項目の種類と略語

種　類	略　語	本書の掲載ページ
骨形成マーカー		
オステオカルシン	OC	p.22
骨型アルカリホスファターゼ	BAP	p.24
インタクトⅠ型プロコラーゲン-N-プロペプチド	Intact P1NP	p.27
トータルⅠ型プロコラーゲン-N-プロペプチド	total P1NP	p.27
骨吸収マーカー		
ピリジノリン	PYD	p.29
デオキシピリジノリン	DPD	p.29
Ⅰ型コラーゲン架橋 N-テロペプチド	NTX	p.32
Ⅰ型コラーゲン架橋 C-テロペプチド	CTX	p.35
酒石酸抵抗性酸ホスファターゼ-5b	TRACP-5b または TRAP5b	p.40
骨マトリックス関連マーカー		
低カルボキシル化オステオカルシン	ucOC	p.43
ペントシジン	略語なし	p.45
ホモシステイン	略語なし	—
ビタミンD（骨代謝モジュレーター）		
25-ヒドロキシビタミンD	25(OH)D	p.48
骨細胞由来活性物質		
線維芽細胞増殖因子23	FGF23	p.58
スクレロスチン	略語なし	p.61

（著者作成）

カーとして活用され，破骨細胞由来の酵素は骨吸収マーカーとして用いられる。また，コラーゲンの生成過程におけるプロコラーゲンの分解産物は骨形成マーカーに属し，コラーゲンの分解産物は骨吸収マーカーとして知られている。さらには，骨マトリックス（基質）関連物質なども骨マトリックス関連マーカーとして分類されている[1) 2)]。

　一方，骨代謝関連項目は，骨代謝マーカー以外の物質で骨代謝モジュレーターや骨細胞活性化物質として知られている。

　表1には，骨代謝マーカーおよび骨代謝関連項目の種類と略語を示した。

骨代謝マーカーの種類

　骨芽細胞から分泌される骨特異的非コラーゲン蛋白質のオステオカルシン（osteocalcin：OC）がある。OCはビタミンK依存性カルボキシラーゼの作用によりγ-カルボキシル化される。骨型アルカリホスファターゼ

(bone alkaline phosphatase：BAP)は，類骨形成および石灰化作用において重要な役割を果たす酵素である。Ⅰ型プロコラーゲン-N-プロペプチド(type Ⅰ procollagen-N-propeptide：P1NP)は，骨芽細胞で合成・分泌されたⅠ型コラーゲンがペプチダーゼの作用により切断・放出された代謝産物である。測定法の違いにより，三量体は Intact（インタクト）P1NP，三量体と単量体を併せて total（トータル）P1NP がある。

　骨吸収マーカーとしては，コラーゲンのヒドロキシピリジニウム架橋であるデオキシピリジノリン(deoxypyridinoline：DPD)，架橋部位を含むコラーゲンテロペプチドのⅠ型コラーゲン架橋 N-テロペプチド(type Ⅰ collagen cross-linked N-telopeptide：NTX)やⅠ型コラーゲン架橋 C-テロペプチド(type Ⅰ collagen cross-linked C-telopeptide：CTX)などがある。破骨細胞内酵素である酒石酸抵抗性酸ホスファターゼのアイソザイム，破骨細胞機能を反映する酒石酸抵抗性酸ホスファターゼ-5b(tartrate-resistant acid phosphatase 5b：TRACP-5b)も骨吸収マーカーである。

　OC は，分子中に 3 つのグルタミン酸(Glu)残基(17 位, 21 位, 24 位)があり，この部分がビタミン K 依存性カルボキシラーゼの作用（γ-カルボキシル化）によりγ-カルボキシグルタミン酸(Gla)となる。骨中のビタミン K が不足すると，このγ-カルボキシル化が十分に起こらず，その分子中の Glu は Gla に変換しない。Gla 残基のない，あるいは脱炭素した OC(Glu-OC)をもつ OC を低カルボキシル化オステオカルシン(undercarboxylated osteocalcin：ucOC)と呼ぶ。終末糖化産物(advanced glycation end-products：AGEs)のひとつとして知られているペントシジンは，コラーゲン架橋異常を反映するバイオマーカーとして期待されている。そのほかにも骨質劣化に関与する因子として知られているホモシステインが，骨マトリックス関連マーカーとして知られている。

　なお，骨代謝マーカー検査については，日本骨粗鬆症学会よりベスト・プラクティス・ガイド(best practice guide：最良の診療ガイド)の形式で，『骨粗鬆症診療における骨代謝マーカーの適正使用ガイド 2018 年版』が作成・公表されているので参照してほしい(https://www.sciencedirect.com/science/article/pii/S0009898119320005)[2]。また，骨代謝マーカーの国際標準化の取り組みとして，ハーモナイゼーションが注目されるようになった。2019 年に国際臨床化学連合(International Federation of Clinical

<u>Chemistry and Laboratory Medicine：IFCC)</u>に，<u>骨代謝マーカーおよび骨</u><u>代謝関連項目に関する科学委員会(IFCC Scientific Division Bone</u><u>Metabolism：IFCC C-BM)が設けられ，ハーモナイゼーション作業が</u>取り進められている[3][4]。

骨代謝関連項目の種類

　骨代謝マーカー以外に，骨粗鬆症診療ではビタミン D 関連項目として，25-ヒドロキシビタミン D (25 (OH) D)，1α, 25-ジヒドロキシビタミン D (1α, 25 (OH)$_2$D)が知られている。ビタミン D 関連項目では，<u>25 (OH) D の</u><u>みが骨粗鬆症などの代謝性骨疾患でも使用することが可能</u>となっている。

　さらに，骨細胞の働きにより生じる生成物を検出する物質として，スクレロスチン，線維芽細胞増殖因子(fibroblast growth factor：FGF) 23 などがある[3]。FGF23 は，骨折や骨密度など各種の病態との相関も報告されている[5]。FGF23 の高値は慢性腎臓病(chronic kidney disease：CKD)においてのみ認められる現象ではなく，骨・カルシウム代謝を介した骨粗鬆症領域においても重要な役割をもつことが想定され，今後の研究の発展が期待される。

●文献

1) 日本骨粗鬆症学会 骨代謝マーカー検討委員会(編). 骨粗鬆症診療における骨代謝マーカーの適正使用ガイド 2018 年版. ライフサイエンス出版, 東京, 22-44, 2018
2) Nishizawa Y, Miura M, Ichimura S, et al：Executive summary of the Japan Osteoporosis Society Guide for the Use of Bone Turnover Markers in the Diagnosis and Treatment of Osteoporosis (2018 Edition). Clin Chim Acta 498：101-107, 2019
3) Cavalier E, Lukas P, Bottani M, et al：European Biological Variation Study (EuBIVAS)：within-and between-subject biological variation estimates of β-isomerized C-terminal telopeptide of type I collagen (β-CTX), N-terminal propeptide of type I collagen (PINP), osteocalcin, intact fibroblast growth factor 23 and uncarboxylated-unphosphorylated matrix-Gla protein-a cooperation between the EFLM Working Group on Biological Variation and the International Osteoporosis Foundation-International Federation of Clinical Chemistry Committee on Bone Metabolism. Osteoporos Int 31：1461-1470, 2020
4) Cavalier E, Eastell R, Jørgensen NR, et al：Correction to：A Multicenter Study to Evaluate Harmonization of Assays for C-Terminal Telopeptides of Type I Collagen (β-CTX)：A Report from the IFCC-IOF Committee for Bone Metabolism (C-BM). Calcif Tissue Int 108：825-826, 2021
5) Pazianas M, Miller PD：The CKD-MBD Syndrome：Hysteresis in PTH Involvement and PTH Administration for Its Management. J Bone Miner Res 35：2313-2317, 2020

(三浦雅一)

column

骨代謝マーカーおよび骨代謝関連項目のハーモナイゼーションとは何か

　全自動免疫測定装置の開発とともに骨代謝マーカーの国際標準化の取り組みとして，ハーモナイゼーションが注目されるようになった。2010年に国際臨床化学連合(International Federation of Clinical Chemistry and Laboratory Medicine：IFCC) および国際骨粗鬆症財団(International Osteoporosis Foundation：IOF)による，骨代謝マーカーに関する合同ワーキンググループ(IFCC-IOF Working Group for Standardization of Bone Markers Assays：IFCC-IOF WG-BMA)が設けられた。その後，2019年にIFCCに，骨代謝マーカーおよび骨代謝関連項目に関する科学委員会(IFCC Scientific Division Bone Metabolism：IFCC C-BM)が設けられた。現在，骨代謝マーカーとしてはtotal P1NPとsCTXが推奨され[1]，骨代謝マーカー以外の検査項目として，PTHおよび25(OH)Dに関してハーモナイゼーション作業が取り進められている。

　検査項目のハーモナイゼーションが行われれば，骨代謝マーカーを介して異なる治療薬の性能比較や，同じ治療薬について実施された複数の臨床試験の成果を統合したメタアナリシス(またはメタ解析：複数の研究の結果を統合し，より高い見地から分析すること，またはそのための手法や統計解析)が可能となり，骨粗鬆症診療におけるアドヒアランス(患者からの副作用のモニタリングや報告といった，意思決定への相互の参加)向上にも大きく寄与することが期待されている[2]。

●文献

1) Bhattoa HP, Cavalier E, Eastell R, et al：Analytical considerations and plans to standardize or harmonize assays for the reference bone turnover markers PINP and β-CTX in blood. Clin Chim Acta 515：16-20, 2021
2) Vasikaran SD, Miura M, Pikner R, et al：Practical Considerations for the Clinical Application of Bone Turnover Markers in Osteoporosis. Calcif Tissue Int 2021 Nov 30. doi: 10.1007/s00223-021-00930-4.

（三浦雅一）

Q2　骨形成マーカーの種類と特徴について教えてください

①オステオカルシン（OC）

● 基準値　男性：8.4 ～ 33.1 ng/mL
　　　　　女性：（閉経前）　7.8 ～ 30.8 ng/mL
　　　　　　　　（閉経後）14.2 ～ 54.8 ng/mL

● 検体（検査材料）　血清　　● 測定法　ECLIA 法，FEIA 法

臨床的意義	OC 高値は，骨代謝回転の亢進，特に骨芽細胞機能の亢進を，低値は骨代謝回転の低下を示している。骨形成マーカーのうち，骨芽細胞分化の最も後期のマーカーと考えられている。 高値：代謝性骨疾患〔原発性・二次性（続発性）骨粗鬆症〕，原発性副甲状腺機能亢進症，甲状腺機能亢進症，腎不全，骨折 低値：骨吸収抑制薬で治療中の骨粗鬆症，ステロイド投与時
測定時の注意点	活性型ビタミン D₃ や甲状腺ホルモン製剤などは，OC を上昇させる。グルココルチコイドやビスホスホネート，エストロゲンなどは骨代謝回転を抑制し，OC 濃度を低下させる。OC は腎臓から排出されるため，腎機能障害により血清濃度が上昇するなど，腎機能の影響を強く受ける。OC は非常に不安定なため，検体は 4℃ 近くで保存し，測定も速やかに行う必要がある。

● キーワード　骨形成マーカー，OC，ビタミン K

解説

　オステオカルシン（OC）は成熟骨芽細胞が産生・分泌する骨マトリックス蛋白であり，骨の非コラーゲンマトリックス（基質）蛋白の 10 ～ 20% を占める。OC は，そのグルタミン酸（Glu）残基がビタミン K 依存性カルボキシラーゼの作用により γ-カルボキシグルタミン酸（Gla）残基へ変換され，骨マトリックス中に蓄積される。そのため，以前 OC は BGP（bone Gla protein）とも呼ばれていた。しかし，インタクト分子や N-中間体のフラグメントの両方を測定する方法が開発されたため，日本骨粗鬆症学会と IFCC（国際臨床化学連合）C-BM（Scientific Division Committee on Bone Metabolism）は Gla 型 OC の略語としては BGP ではなく，OC を推奨している [1)-3)]。

生体では OC はほとんどが骨芽細胞で産生されているため，代謝性骨疾患において骨形成の程度，骨代謝回転状態を把握するためには有用なマーカーとなっている。しかしながら，わが国の保険診療では OC の測定は副甲状腺機能亢進症の評価に限られ，骨粗鬆症診療を対象とした測定では保険適用外である。OC 測定の保険適用は，二次性副甲状腺機能亢進症の手術適応の決定や原発性または二次性副甲状腺機能亢進症の手術後の治療効果判定に限定されている。

OC の測定では，過去に汎用されていた IRMA 法と現在使用されているECLIA 法や FEIA 法との間では OC 断片に対する反応性に差があり，測定結果に約 3 倍の乖離が生じるため，注意を要する[1]。

続発性副甲状腺機能亢進症では，骨代謝動態の評価の 1 つとして OC を測定した場合は副甲状腺ホルモン(parathyroid hormone：PTH)も同時に測定し，『慢性腎臓病に伴う骨・ミネラル代謝異常の診療ガイドライン』[4]に従い治療方針を決定する。なお，通常は続発性副甲状腺機能亢進症における骨代謝動態の評価は，骨型アルカリホスファターゼ(bone alkaline phosphatase：BAP)を第一選択とする。

●トピックス

最近，骨が単なる重力に抗する支持組織ではなく，内分泌器官として生理作用を発揮することが明らかになった[5]。そのホルモンの 1 つであるOC は，膵臓に作用し，インスリン分泌を促進することで糖代謝の改善に寄与しているとの報告は大変興味深い。

●文献
1) 日本骨粗鬆症学会 骨代謝マーカー検討委員会(編)：骨粗鬆症診療における骨代謝マーカーの適正使用ガイド 2018 年版. ライフサイエンス出版, 東京, 22-44, 2018
2) Nishizawa Y, Miura M, Ichimura S, et al：Executive summary of the Japan Osteoporosis Society Guide for the Use of Bone Turnover Markers in the Diagnosis and Treatment of Osteoporosis(2018 Edition). Clin Chim Acta 498：101-107, 2019
3) Eastell R, Pigott T, Gossiel F, et al：DIAGNOSIS OF ENDOCRINE DISEASE：Bone turnover markers：are they clinically useful? Eur J Endocrinol 178：R19-31, 2018
4) 日本透析医学会：慢性腎臓病に伴う骨・ミネラル代謝異常の診療ガイドライン. 透析会誌 45：301-356, 2012
5) Addai D, Zarkos J, Tolekova A：The bone hormones and their potential effects on glucose and energy metabolism. Endocr Regul 53：268-273, 2019

(三浦雅一)

Q2　骨形成マーカーの種類と特徴について教えてください

②骨型アルカリホスファターゼ（BAP）

● 基準値　男性：3.7 〜 20.9 μg/L
　　　　　女性：（閉経前）2.9 〜 14.5 μg/L
　　　　　　　　（閉経後）3.8 〜 22.6 μg/L

● 検体（検査材料）　血清　　● 測定法　CLEIA 法

臨床的意義

骨形成における骨芽細胞の活性度を反映する。総 ALP 活性は加齢に応じて，特に閉経後の女性では増加する。その増加の大部分は BAP の増加に起因し，総 ALP 活性に比し BAP の変化が大きい。このため，BAP を測定することにより，鋭敏に骨代謝を捉えることができる。小児の骨代謝指標などにも使用されている。
高値：骨粗鬆症治療薬における経過観察，造骨性腫瘍（前立腺がん，乳がんなど）の骨転移，原発性・続発性副甲状腺機能亢進症，甲状腺機能亢進症，骨軟化症，骨パジェット（Paget）病，くる病
低値：無形成骨症

測定時の注意点

骨新生が盛んな小児から思春期では，高値を示し成人の 2 倍以上になることがある。骨折の急性期では，高値を示すので注意が必要である。

● キーワード　骨形成マーカー，アイソザイム，BAP

解説

　アルカリホスファターゼ(alkaline phosphatase：ALP)は，アルカリ性の環境下においてリン酸化合物を加水分解する膜結合型の酵素であり，4つの遺伝子(小腸型，臓器非特異型：肝臓／骨／腎臓，胎盤型，異所産生胎盤様型)により産生される。臓器特異的な糖鎖修飾などによって，いくつかのアイソザイムに分類される。血清中の総 ALP 活性はさまざまな組織由来のアイソザイムからなるが，約 95％は骨または肝臓由来である。このため，正常な肝機能を有する成人では，ほぼ 50％が肝臓に，50％が

骨に由来することが知られている。

　総ALP活性が高く骨疾患が疑われる場合には，電気泳動法によってアイソザイムを測定するよりも，より骨特異性が高く簡便に測定できる骨型アルカリホスファターゼ（bone alkaline phosphatase：BAP）が利用される。BAPは骨芽細胞から産生される膜結合型酵素で，ホスホリパーゼにより代謝されて血中に放出される。骨代謝におけるBAPの役割は必ずしも明らかになっていないが，石灰化の機序に重要な働きをしていると考えられる。骨芽細胞周囲の有機リン酸エステルを分解して石灰化の材料である無機リン酸塩濃度を高めるとともに，ヒドロキシアパタイトの結晶形成を抑制しているピロリン酸を加水分解し，またリン酸塩濃度を上昇させることにより石灰化を促進すると考えられている。

　BAPは特異性の高いモノクローナル抗体を用いた免疫測定法で測定されるが，肝型ALPとの若干の交差反応があるため，肝疾患例におけるBAP値の解釈には注意を要する。BAPは食事や腎機能の影響を受けず，日内変動や最小有意変化（minimum significant change：MSC）が小さいなど臨床的に安定した測定値が得られるマーカーである[1][2]。特に，透析などの高度腎障害例における骨形成マーカーとしてBAPが推奨されている[3]。

【NOTE】

　悪性腫瘍の骨転移を疑うBAPのカットオフ値が下記のとおり『骨粗鬆症診療における骨代謝マーカーの適正使用ガイドライン2002年版』（日本骨粗鬆症学会）で設定されている。カットオフ値は蛋白量換算で，男性：29.0 μg/mL，女性：（閉経前）17.9 μg/mL，女性：（閉経後）52.2 μg/mL（著者未発表データ）。線維性腎炎，無形成骨症のカットオフ値は，基準値の上限，下限となる。

　『骨粗鬆症診療における骨代謝マーカーの適正使用ガイドライン2002年版』では，骨量減少のリスクが高いと予想されるカットオフ値として，17.9 μg/mL（著者未発表データ）と設定されている。

　総ALP活性の測定法については，これまでJSCC（日本臨床化学会）法が用いられていたが，2020年4月1日よりIFCC（国際臨床化学連合）法に変更となった[4][5]。総ALP活性については測定値が従来の約3分の1となり，基準範囲も大きく変更となっている（成人男女：38～113 U/L）。

<u>IFCC 法による総 ALP 活性は，低ホスファターゼ症（指定難病 172）の診断にも有用である</u>[6]。

●文献

1) 日本骨粗鬆症学会 骨代謝マーカー検討委員会（編）：骨粗鬆症診療における骨代謝マーカーの適正使用ガイド 2018 年版. ライフサイエンス出版, 東京, 22-44, 2018

2) Nishizawa Y, Miura M, Ichimura S, et al：Executive summary of the Japan Osteoporosis Society Guide for the Use of Bone Turnover Markers in the Diagnosis and Treatment of Osteoporosis (2018 Edition). Clin Chim Acta 498：101-107, 2019

3) Nizet A, Cavalier E, Stenvinkel P, et al：Bone alkaline phosphatase：An important biomarker in chronic kidney disease – mineral and bone disorder. Clin Chim Acta 501：198-206, 2020

4) Hata A, Fujitani N, Tanaka C, et al：Regression formula to predict the International Federation of Clinical Chemistry and Laboratory Medicine measure of alkaline phosphatase activity in canine blood based on the Japan Society of Clinical Chemistry reference method. J Vet Med Sci 82：1523-1528, 2020

5) Hata A, Fujitani N, Takeshita M, et al：Comparison of regression for blood ALP levels using methods of the Japan Society of Clinical Chemistry and the International Federation of Clinical Chemistry and Laboratory Medicine in bovine, canine, feline, and human testing. PLoS One 16：e0253396, 2021

6) Uday S, Shaw NJ, Mughal MZ, et al：Monitoring response to conventional treatment in children with XLH：Value of ALP and Rickets Severity Score (RSS) in a real world setting. Bone 151：116025, 2021

（三浦雅一）

Q2 骨形成マーカーの種類と特徴について
教えてください

③ I 型プロコラーゲン-N-プロペプチド（P1NP）

• Intact P1NP

● 基準値　男性：19.0 ～ 83.5 μg/L
　　　　　女性：（閉経前）14.9 ～　68.8 μg/L
　　　　　　　　（閉経後）27.0 ～ 109.3 μg/L

● 検体（検査材料）　血清　　● 測定法　RIA 法

• total P1NP

● 基準値　男性：18.1 ～ 74.1 μg/L
　　　　　女性：（閉経前）16.8 ～ 70.1 μg/L
　　　　　　　　（閉経後）26.4 ～ 98.2 μg/L

● 検体（検査材料）　血清　　● 測定法　ECLIA 法

臨床的
意義

骨組織に大量に存在する I 型コラーゲン前駆体の N 末端代謝産物である。骨形成の早期のマーカーとして，骨粗鬆症治療薬における経過観察，甲状腺機能亢進症，副甲状腺機能亢進症などの代謝性骨疾患で有用である。特に，PTH 薬（テリパラチド）や抗スクレロスチン抗体薬（ロモソズマブ）のような骨形成促進薬による治療中の経過観察には有用である。
高値：骨粗鬆症，骨パジェット（Paget）病，甲状腺機能低下または亢進症，糖尿病，多発性骨髄腫，末端肥大症，腎不全，原発性骨肉腫，転移性腫瘍
低値：無形成骨症

測定時の
注意点

腎不全・透析患者では，total P1NP が Intact P1NP よりも高値を示す。

● キーワード　骨形成マーカー，P1NP，total P1NP，Intact P1NP

解説

　I 型コラーゲンは骨マトリックス（基質）蛋白質の主要成分で，骨マトリックスの 90 ～ 95％ を占めている。骨組織は皮膚や腱などほかの I 型コ

ラーゲンを含む軟部組織よりも代謝活性が高いため，全身のコラーゲン代謝産物の多くは骨組織由来と考えられる．骨芽細胞内で合成されたⅠ型コラーゲンの前駆体物質（Ⅰ型プロコラーゲン）は，成熟コラーゲンになる過程でN末端断片が切断され，Ⅰ型プロコラーゲン-N-プロペプチド（P1NP）として血中に放出される．Ⅰ型コラーゲンは特に骨マトリックスに局在するため，血中のP1NPの多くは骨組織に由来し，P1NPの血中濃度はⅠ型コラーゲンの合成である骨形成の程度を示す．P1NPは3本のα鎖からなる三量体として存在しているが，全身循環中の一部が単量体に代謝される[1]（**Chapter 1・Q1**：図1参照）．

　Intact P1NPは三量体のみを測定し，total P1NPは三量体と単量体を測定する．健常人では両者の相関性は高く，基準値はほぼ同じであり，三量体はおもに肝臓で，単量体は腎臓で代謝される．透析患者などの腎機能が著しく低下した例では，単量体の代謝が阻害されて三量体が増加するためtotal P1NPは高値になる[2]．

【NOTE】

　P1NPは，短時間で血中濃度が上昇し，かつ，その後の骨密度の増加をよく反映するため，テリパラチドやロモソズマブ投与後早期のP1NP測定は有用性が高いことが注目されている[3]-[5]．P1NPが低値の場合は，強力な骨吸収抑制薬による過剰な骨形成の抑制が示唆されるので，このような場合は治療薬の変更も考慮する必要がある[3][4]．

●文献

1) Gillett MJ, Vasikaran SD, Inderjeeth CA：The Role of PINP in Diagnosis and Management of Metabolic Bone Disease. Clin Biochem Rev 42：3-10, 2021
2) Tridimas A, Milan A, Marks E：Assessing bone formation in patients with chronic kidney disease using procollagen type Ⅰ N-terminal propeptide (PINP)：The choice of assay makes a difference. Ann Clin Biochem 58：528-536, 2021
3) 日本骨粗鬆症学会 骨代謝マーカー検討委員会（編）：骨粗鬆症診療における骨代謝マーカーの適正使用ガイド 2018年版．ライフサイエンス出版，東京，22-44, 2018
4) Nishizawa Y, Miura M, Ichimura S, et al：Executive summary of the Japan Osteoporosis Society Guide for the Use of Bone Turnover Markers in the Diagnosis and Treatment of Osteoporosis (2018 Edition). Clin Chim Acta 498：101-107, 2019
5) Ebina K, Tsuboi H, Nagayama Y, et al：Effects of prior osteoporosis treatment on 12-month treatment response of romosozumab in patients with postmenopausal osteoporosis. Joint Bone Spine 88：105219, 2021

（三浦雅一）

Q3 骨吸収マーカーの種類と特徴について教えてください

①デオキシピリジノリン（含むピリジノリン）(DPD/PYD)

● 基準値　男性：2.0 ～ 5.6 nmol/mmol・Cr
女性：（閉経前）2.8 ～ 7.6 nmol/mmol・Cr
　　　（閉経後）3.3 ～ 13.1 nmol/mmol・Cr
PYD：17.7 ～ 41.9 pmol/μmol・Cr

● 検体（検査材料）　尿　　● 測定法　DPD：EIA 法，PYD：HPLC 法

臨床的意義

骨マトリックス（基質）の代謝産物である。骨量減少を来す代謝性骨疾患や悪性腫瘍の骨転移で尿中濃度が上昇する。
高値：骨粗鬆症，副甲状腺機能亢進症，甲状腺機能亢進症，悪性腫瘍による骨転移（乳がん，肺がん，前立腺がん），骨パジェット(Paget)病。また，PYD は軟骨破壊が起きる関節リウマチでは活動期に高値
低値：PYD は成長ホルモン分泌不全性低身長

測定時の注意点

uNTX は，早朝第一または第二尿を用い，クレアチニンで補正した値を用いることが望ましいが，検体採取時間帯と検査機関は常に同じであることを推奨する。骨吸収に伴う成熟コラーゲン分解産物として放出された DPD（および PYD）は，遊離型（40%）とコラーゲン分子末端部を含むペプチド結合型（60%）として，尿中に排泄される。このため骨粗鬆症の薬物治療でビスホスホネート薬を使用した場合，DPD は遊離型のみを測定しているため，その値にばらつきが生じ薬物治療の経過観察には適さない。

● キーワード　骨吸収マーカー，Ⅰ型コラーゲン，DPD，PYD

解説

デオキシピリジノリン(deoxypyridinoline：DPD)，ピリジノリン(pyridinoline：PYD)は骨マトリックス（基質）の 90 ～ 95% を占めるⅠ型コラーゲンの分子間において架橋を形成し，コラーゲンの安定性に寄与している。コラーゲ

ンのピリジニウム架橋である DPD と PYD（DPD より水酸基が 1 つ多く，骨のコラーゲンに限局して存在）は，線維原性コラーゲンの細胞外成熟中に形成され，成熟コラーゲンの分解の際に放出される。DPD と PYD は，コラーゲン線維の安定性に寄与している架橋物質である。

　骨に存在する成熟架橋であるピリジニウム架橋を含む I 型コラーゲンが，骨吸収時に破骨細胞のカテプシン K により分解されると，架橋を含むコラーゲンテロペプチド（NTX および CTX）がそれぞれ生成される。さらに，主として肝臓のプロテアーゼ作用により，架橋自体である DPD と PYD が生成され血中に放出後，腎代謝を経て尿中にも放出される[1,2]（**Chapter 1・Q1：図 1 参照**）。

　これらは骨吸収が亢進している骨粗鬆症，原発性副甲状腺機能亢進症，悪性腫瘍時の骨転移のような代謝性骨疾患の場合に骨吸収マーカーとして有用である。しかし，より優れた骨吸収マーカーが開発されたことから，その臨床的重要性は乏しくなってきている。

【NOTE】

　悪性腫瘍の骨転移を疑う DPD 排泄量として，カットオフ値が下記のとおり『骨粗鬆症診療における骨代謝マーカーの適正使用ガイドライン 2002 年版』（日本骨粗鬆症学会）で設定されている。男性：5.6 nmol/mmol・Cr 以上，女性：（閉経前）7.6 nmol/mmol・Cr 以上，（閉経後）13.1 nmol/mmol・Cr 以上。

　『骨粗鬆症診療における骨代謝マーカーの適正使用ガイドライン 2002 年版』では，骨量減少および骨折（脊椎）のリスクが高いと予想されるカットオフ値として，5.9 および 7.6 nmol/mmol・Cr と設定されている。

　従来，PYD および DPD 測定に用いられていた HPLC 法では，検体をあらかじめ加水分解するため，ペプチド結合型を含む総排泄量を求めることができる。

　女性では閉経後から徐々に遊離 DPD の排泄量が増加し，3 〜 5 年で最大値に達するという。思春期は成人に比べて約 10 倍の高値である。また，小児の 1 型糖尿病患者では，高値という報告もある[3]。

●**文献**

1）日本骨粗鬆症学会 骨代謝マーカー検討委員会（編）：骨粗鬆症診療における骨代謝マーカーの適正使用ガイド 2018 年版. ライフサイエンス出版, 東京, 22-44, 2018

2) Nishizawa Y, Miura M, Ichimura S, et al：Executive summary of the Japan Osteoporosis Society Guide for the Use of Bone Turnover Markers in the Diagnosis and Treatment of Osteoporosis (2018 Edition). Clin Chim Acta 498：101-107, 2019

3) Sav NM, Kendirci M, Akin L, et al：Urinary levels of pyridinoline and deoxypyridinoline and bone mineral density in children with type 1 diabetes mellitus. Endocr Res 42：281-286, 2017

（三浦雅一）

Q3　骨吸収マーカーの種類と特徴について教えてください

②Ⅰ型コラーゲン架橋 N-テロペプチド（NTX）

● 基準値　尿中 NTX（uNTX）
男性：13.0 ～ 66.2 nmol BCE*/mmol・Cr
女性：（閉経前）　9.3 ～ 54.3 nmol BCE/mmol・Cr
　　　（閉経後）14.3 ～ 89.0 nmol BCE/mmol・Cr
＊ BCE：Bone Collagen Equivalent（骨コラーゲン相当量）。骨コラーゲン 1 モ
ルが分解したときに生成する NTX 量を 1BCE

血中 NTX（sNTX）
男性：9.5 ～ 17.7 nmol BCE/L
女性：（閉経前）　7.5 ～ 16.5 nmol BCE/L
　　　（閉経後）10.7 ～ 24.0 nmol BCE/L

● 検体（検査材料）　尿，血清　　● 測定法　尿：CLEIA 法，血清：EIA 法

臨床的意義

NTX は骨のⅠ型コラーゲンの分解産物で破骨細胞による骨吸収が起こる際に産生され，骨吸収面積ともよく相関する。NTX は腎排泄であるため，NTX の血中濃度および尿中排泄量は骨吸収状態のマーカーとなる。骨粗鬆症診療，悪性腫瘍患者の骨転移の治療管理，乳がん・肺がん・前立腺がんを対象とした骨転移の診断補助および病期・進展評価，骨粗鬆症治療薬での治療効果の評価として使用されている。
高値：代謝性骨粗鬆症（特に高代謝回転型），副甲状腺機能亢進症，悪性腫瘍の骨転移，多発性骨髄腫
低値：大理石骨病などの骨吸収が低下した状態

測定時の注意点

uNTX は，早朝第一または第二尿を用いることが望ましいが，その限りではなく，検体採取時間帯と検査機関は常に同じであることを推奨する。骨代謝マーカーすべてに該当するが，骨格の発育を受けて代謝回転が活発な 20 歳未満，特に成長期の学童では高値となる。

● キーワード　骨吸収マーカー，Ⅰ型コラーゲン，uNTX，sNTX

解説

　I型コラーゲンは骨マトリックス(基質)の約90%を占めており，2本のα1鎖と1本のα2鎖がらせん状にねじれたヘリックス構造を形成し，N末端部分とC末端部分に非らせんのテロペプチド領域をもっている。コラーゲンの成熟架橋であるピリジニウム架橋は，このN末端テロペプチド2本とヘリックス部分の間およびC末端テロペプチド2本とヘリックス部分の間の3価の架橋として形成される。骨吸収では，破骨細胞に特異的かつ豊富に存在するカテプシンKによりI型コラーゲン分解を受け，代謝残物としてそれぞれNTXおよびCTXが生成される。NTXはα1鎖N-テロペプチドとα2鎖N-テロペプチドが付いた構造をもっており，NTX測定はI型コラーゲンに特性が高いα2鎖N-テロペプチド領域を含むピリジニウム架橋部分QYDGKGVG(Kは3価の架橋部分)を認識しているため，軟骨，血管などのほかの組織由来も存在する遊離型のピリジニウム架橋の影響を受けにくい。骨吸収により分解し生じたNTXは，血中に放出され，その後尿中に排泄され，尿中および血中NTXとして測定される[1)2)]（**Chapter 1・Q1：図 1 参照**）。

疾患における指標

骨吸収亢進の指標	55 nmol BCE/mmol・Cr 以上
副甲状腺摘出術の適応	200 nmol BCE/mmol・Cr 以上
悪性腫瘍の骨転移の指標	100 nmol BCE/mmol・Cr 以上

【NOTE】

　悪性腫瘍の骨転移を疑う uNTX 排泄量としてカットオフ値が下記のとおり『骨粗鬆症診療における骨代謝マーカーの適正使用ガイドライン 2002 年版』（日本骨粗鬆症学会）で設定されている。男性：66.2 nmol BCE/mmol・Cr 以上，女性：（閉経前）54.3 nmol BCE/mmol・Cr 以上，（閉経後）89.0 nmol BCE/mmol・Cr 以上。

　骨転移を伴うデノスマブ治療を受けた乳がん患者における uNTX 変化率が，予後マーカーとなり得ることの報告がある[3)]。

　『骨粗鬆症診療における骨代謝マーカーの適正使用ガイドライン 2002 年

版』では，骨量減少および骨折(脊椎)のリスクが高いと予想されるカットオフ値として，35.3 および 54.3 nmol BCE/mmol・Cr と設定されている。

●トピックス

　リシルオキシダーゼによって生成された分子間架橋は，コラーゲン原線維の引っ張り強度に不可欠であり，1つはテロペプチドリシンアルデヒドに基づいており，もう1つはテロペプチドヒドロキシリシンアルデヒドに基づいている。LC-MS/MS(液体クロマトグラフ質量分析計)による解析の結果，テロペプチドアルドールの二量体化が安定した架橋形成の主要なメカニズムであることを発見した[4)5)]。

●文献

1) 日本骨粗鬆症学会 骨代謝マーカー検討委員会(編)：骨粗鬆症診療における骨代謝マーカーの適正使用ガイド 2018 年版．ライフサイエンス出版，東京，22-44, 2018

2) Nishizawa Y, Miura M, Ichimura S, et al：Executive summary of the Japan Osteoporosis Society Guide for the Use of Bone Turnover Markers in the Diagnosis and Treatment of Osteoporosis (2018 Edition). Clin Chim Acta 498：101-107, 2019

3) Shizuku M, Shibata M, Okumura M, et al：Utility of urinary type I collagen cross-linked N-telopeptide as a prognostic indicator in breast cancer patients with bone metastases. Breast Cancer 27：1065-1071, 2020

4) Eyre DR, Weis M, Rai J：Analyses of lysine aldehyde cross-linking in collagen reveal that the mature cross-link histidinohydroxylysinonorleucine is an artifact. J Biol Chem 294：6578-6590, 2019

5) Eyre DR, Weis M, Rai J：Reply to Yamauchi et al：Analyses of lysine aldehyde cross-linking in collagen reveal that the mature cross-link histidinohydroxylysinonorleucine is an artifact. J Biol Chem 294：14164, 2019

(三浦雅一)

③ I 型コラーゲン架橋 C-テロペプチド（CTX）または I 型コラーゲン架橋 C-テロペプチド β 異性体（β-CTX）

● 基準値　尿中 CTX（uCTX）
　　　　女性：（閉経前）40.3 ～ 301.4 μg/mmol・Cr
　　　　血中 CTX（sCTX）
　　　　女性：（閉経前）0.112 ～ 0.738 ng/mL

● 検体（検査材料）　尿，血清　　● 測定法　尿：EIA 法，血清：ECLIA 法

臨床的意義

骨の I 型コラーゲンが骨吸収の際にカテプシン K により分解されて生じた C 断片である（N 断片は NTX）。I 型コラーゲンの分解で血中に放出されるため，骨吸収マーカーとして種々の病態で使用されている。閉経後骨粗鬆症のような骨吸収が緩やかに進行する疾患のマーカーとなる。代謝性骨疾患などで高値を示す。
高値：骨粗鬆症などの代謝性骨疾患（特に高回転型骨粗鬆症），副甲状腺機能亢進症，甲状腺機能亢進症，骨パジェット（Paget）病
低値：骨吸収が低下した状態

測定時の注意点

uCTX は腎機能の影響，sCTX は食後の影響を受ける。sCTX は，食後 120 分で約 50% まで低下する[1]〔グルカゴン様ペプチド-2（glucagon-like peptide-2：GLP-2）の影響により低下〕。

● キーワード　骨吸収マーカー，uCTX，sCTX

解説

　骨マトリックス（基質）蛋白質として骨を構成する I 型コラーゲンの大部分は三重らせん構造をとるが，その両端にはらせん構造をとらないテロペプチド部分が存在する。CTX は，C 末端側のテロペプチドが破骨細胞による骨吸収で分解される際に血中に放出されるペプチド断片である。
　C 末端側テロペプチドの全長はα1 鎖アミノ酸にして 26 残基であるが，α1 鎖は 16 番目のリジンを介して隣接するα1 鎖との間に架橋を形成し，

さらに 19 番目のアスパラギン酸は骨マトリックスで年月の経過とともに徐々に β 異性体へと変化することが知られている。β-CTX 測定試薬の抗 β-CTX 抗体は，リジンを介した架橋構造および β 異性体へと変化したアスパラギン酸を含む 15 ～ 22 番目の<u>架橋を含む 8 残基(EKAHDGGR)をエピトープとして認識する</u>ことが特徴となっている(**Chapter 1・Q1：図 1 参照**)。

　C 末端側テロペプチドの 19 番目のアスパラギン酸は，Ⅰ型コラーゲンの生成当初はすべて α 体であるが，年月の経過とともに徐々に β 異性体の骨組織への変化が進行する。この β 異性体への変化は，骨組織におけるコラーゲン蛋白質の老化現象を反映しているとも言われている。

　このため，骨粗鬆症のような代謝性骨疾患では，有用な骨吸収マーカーとして利用されている[2)3)]。

【NOTE】

　食事のみならず腎機能の影響も受けるので，検体採取時間や絶食の制約が必要である。

●文献
1) Henriksen DB, Alexandersen P, Byrjalsen I, et al：Reduction of nocturnal rise in bone resorption by subcutaneous GLP-2. Bone 34：140-147, 2004
2) 日本骨粗鬆症学会 骨代謝マーカー検討委員会(編)：骨粗鬆症診療における骨代謝マーカーの適正使用ガイド 2018 年版. ライフサイエンス出版，東京，22-44, 2018
3) Nishizawa Y, Miura M, Ichimura S, et al：Executive summary of the Japan Osteoporosis Society Guide for the Use of Bone Turnover Markers in the Diagnosis and Treatment of Osteoporosis (2018 Edition). Clin Chim Acta 498：101-107, 2019

　　　　　　　　　　　　　　　　　　　　　　　　　　　　　　(三浦雅一)

④ Ⅰ型コラーゲン-C-テロペプチド（1CTP）

● **基準値** 男性：0.5 ～ 4.9 ng/mL
女性：（閉経前後とも同じ）0.8 ～ 4.8 ng/mL
骨転移マーカーとしてのカットオフ値：4.5 ng/mL 未満

● **検体（検査材料）** 血清　　　● **測定法** RIA 法

臨床的意義

破骨細胞による骨吸収過程で成熟Ⅰ型コラーゲンは，NTX，CTX および 1CTP に分解される。1CTP はマトリックスメタロプロテイナーゼ（matrix metalloproteinase：MMP）により生成される比較的大きなペプチドである。
高値：悪性腫瘍の骨転移代謝性（乳がん，肺がん，前立腺がん），副甲状腺機能亢進症，甲状腺機能亢進症，胃切除例，悪性腫瘍を伴う高カルシウム血症，腎不全
低値：骨吸収が低下した状態や疾患

測定時の注意点

1CTP 値は腎機能の影響を受ける GFR < 50 mL/min で高値化するため，判定には注意を要する。骨組織以外でのコラーゲン代謝でも影響を受けることが考えられ，肝硬変や強皮症で高値を示す。肝硬変では，骨代謝よりも肝機能や肝の線維化とよく相関する。ほかの骨吸収マーカーと同じように骨吸収亢進時には上昇するが，病態により変化は異なる。閉経後に上昇するが，DPD や NTX などの骨吸収マーカーとの比較でもその変動は小さく，閉経後での血中濃度の大きな増加もないため，骨吸収抑制薬治療に対する反応性も低い。

● **キーワード** 骨吸収マーカー，Ⅰ型コラーゲン，1CTP，カテプシン K

解説

　Ⅰ型コラーゲンは骨や皮膚などの構成蛋白で，特に骨においては基質の90％以上を占める。Ⅰ型コラーゲンは翻訳後プロリン，リジン基が修飾されてヒドロキシプロリン，ガラクトシルヒドロキシプロリン基となり，ト

リプルヘリックスを形成後（Ⅰ型プロコラーゲン），蛋白質分解酵素（プロテアーゼ）によりP1NP，Ⅰ型プロコラーゲン-C-プロペプチド（P1CP）が切断されて成熟コラーゲン分子が形成される。Ⅰ型コラーゲンは，α鎖3分子がらせん状の3本鎖ドメインを形成し，そのN末端およびC末端のテロペプチドがPYDまたはDPDで架橋されてコラーゲン線維の構造を形成している。骨吸収（破骨細胞からのMMPやカテプシンKなどのプロテアーゼの作用）によってⅠ型コラーゲンが分解されると，テロペプチド部分は架橋されたまま断片として血中に遊離し，NTXとなる。また，C末端部分とピリジノリン架橋を含む比較的大きなペプチド（分子量：12〜20 kDa程度）はⅠ型コラーゲン-C-テロペプチド（1CTP），ピリジノリン架橋とテロペプチドの15番目のグルタミン酸から22番目のアルギニンまでのペプチド（EKAHDGGR）であるC末端部分はCTXとして知られている。

　NTXやCTXは，骨代謝に関与する破骨細胞由来のカテプシンKの作用にコラーゲン分子末端部が切断されて生じるが，カテプシンKを介した破骨細胞性骨吸収では1CTP分子中にカテプシンKの作用部位が存在し，より小さな断片に消化される。<u>1CTPは，むしろ炎症性疾患などで発現亢進するMMPによる限定的な分解がおもな生成経路とされている。</u>

　臨床的有用性においては，骨粗鬆症の診断や治療経過の評価より，悪性腫瘍の骨転移の診断，進展の評価，治療効果の判定でその意義が高い。1CTPは，悪性腫瘍の骨転移の骨破壊性疾患において異常高値を示し，骨形態計測での骨吸収指標とよく相関する。特に<u>悪性腫瘍の骨転移の診断補助や治療経過観察に有用</u>とされている。

【NOTE】

　1CTPの上昇は，乳がんのサブタイプ分類のluminal B-like（HER2 negative）subtypesおよびtriple negative subtypesの予後マーカーとして有用であるとの報告もある[1]。

　骨転移の診断は，骨シンチグラフィをはじめとする画像診断で行われるが，骨代謝マーカー測定により骨転移の有無をモニターし，骨シンチグラフィの実施回数を減らすことで，検査の簡略化や検査費用の軽減が可能となる。一方，これまでの研究報告からは骨代謝マーカーの減少が臨床的な転帰の改善の指標となる可能性は示されたものの，前方視的な臨床試験に

よる検証が行われておらず，骨修飾薬(bone-modifying agent：BMA)の治療モニタリングにおける骨代謝マーカーの臨床的有用性は確立されていない。したがって，日常診療においては骨転移治療のモニタリングに骨代謝マーカーを用いることは推奨されないとも報告されている[2]。

●文献

1)Jääskeläinen A, Jukkola A, Risteli J, et al：Elevated preoperative serum levels of collagen carboxyterminal telopeptide predict better outcome in early-stage luminal-B-like (HER2-negative) and triple-negative subtypes of breast cancer. Tumour Biol 41：1010428319847081, 2019
2)日本臨床腫瘍学会(編)：骨転移診療ガイドライン.南江堂,東京, 44, 2015

（三浦雅一）

Q3 骨吸収マーカーの種類と特徴について
教えてください

⑤酒石酸抵抗性酸ホスファターゼ-5b（TRACP-5b または TRAP5b）

● 基準値　男性：170 ～ 590 mU/dL
　　　　　女性：（30 ～ 44 歳：YAM*の閉経前）120 ～ 420 mU/dL
　　　　　　　　（閉経後）250 ～ 760 mU/dL
　　　　　＊YAM（young adult mean）：若年者成人平均値

● 検体（検査材料）　血清　　● 測定法　EIA 法

臨床的意義

TRACP-5b は，骨吸収に直接関係し，骨吸収の亢進（破骨細胞の活性化）に伴い細胞からの分泌が増加し，血中に漏出する。ヒトでは破骨細胞のみに由来する酵素であり，また血中において数日で分解されるため，TRACP-5b は，骨吸収の状態を正確に，かつリアルタイムに反映する。代謝性骨疾患や悪性腫瘍の骨転移などにおいて，骨吸収を反映する指標のひとつとして知られている。
高値：骨粗鬆症などの代謝性骨疾患，悪性腫瘍の骨転移，副甲状腺機能亢進症および慢性腎臓病による代謝性骨疾患，多発性骨髄腫，骨パジェット（Paget）病
低値：副甲状腺機能低下症，骨形成不全，女性ホルモン・慢性的副腎皮質ステロイド投与

測定時の注意点

検体保管は，凍結保存が望ましい。

● キーワード　骨吸収マーカー，破骨細胞，TRACP-5b，CKD-MBD

解説

　酸ホスファターゼ（acid phosphatase：ACP）は，広く生体内の細胞や組織に存在するが，その中で酒石酸によってその酵素活性が抑制されない ACP は，酒石酸抵抗性酸ホスファターゼ（tartrate-resistant acid phosphatase：TRACP または TRAP）と呼ばれている。ACP は，至適 pH が酸性で有機モノリン酸エステルを加水分解する酵素であり，赤血球・血小板などの血液細胞，前立腺，肝臓，腎臓，脾臓および破骨細胞に多く存在する。その由来細胞

によって，分子量，基質特異性，抗原性が異なる。ACP は，ACP 1 ～ 5 までの 5 種類に分類される(文献によっては ACP 0 ～ 5 までの 6 種類との報告もある)。このうち，酒石酸によっても活性が阻害されない ACP5 のアイソザイムを，TRACP-5 と呼んでいる。

　TRACP-5 は，さらにマクロファージ系細胞に存在するシアル酸を含み至適 pH が 4.9 ～ 5.1 の 5a 型と，破骨細胞に存在するシアル酸を含まず至適 pH が 5.7 ～ 5.9 の 5b 型の 2 種類のアイソフォームが存在する。この 5b 型が破骨細胞の骨吸収活性を特異的に反映すると考えられている。すなわち，TRACP-5b は破骨細胞に由来するが，TRACP-5a はマクロファージなどのほかの供給源に由来すると言われている。TRACP-5a と 5b の酵素学的差異は，酵素蛋白質の糖鎖末端のシアル酸含有の有無が大きいので，各派生細胞の翻訳後修飾に特徴があるのかもしれない。

　TRACP-5b は破骨細胞から活性酵素として分泌され，血液循環に放出される。活性のある TRACP-5b 酵素は，鉄分を失うことによって不活性になり，肝臓によって除去される断片に分解される。したがって，循環している TRACP-5b の 10% 未満が，無傷の酵素活性型として循環している。

【NOTE】

　骨形成マーカーである BAP と同様に生理的変動(日内変動・日間変動)が小さく，食事や腎機能の影響も受けにくいことから，検体採取時間や絶食の制約がないなど，より正確に破骨細胞の活性の評価が可能である[1)2)]。

　最小有意変化(minimum significant change：MSC)が小さいため，骨吸収状態の変化を正確かつ鋭敏に取ることが可能である。

　慢性腎臓病(chronic kidney disease：CKD)に伴う骨ミネラル代謝異常(CKD-mineral and bone disorder：CKD-MBD)患者でも，正確に骨代謝管理を把握することが可能である[3)]。

●トピックス

　TRACP-5b は，骨粗鬆症患者の骨折リスクを予測するのに役立つとの数理解析データもある[4)]。

　破骨細胞の培養細胞実験から，TRACP-5a 型および 5b 型のコラーゲン分解との相関関係では，5a 型もかなりの割合が破骨細胞に由来し，骨吸収

および骨リモデリング中にこれまで開示されていない調節メカニズムを反映する可能性があるとの報告もある[5]。すなわち，TRACP-5は，5a型または5b型のアイソフォームに関係なく，破骨細胞に関与するかもしれないということを示唆しているのだろう。

●文献

1) 日本骨粗鬆症学会 骨代謝マーカー検討委員会(編)：骨粗鬆症診療における骨代謝マーカーの適正使用ガイド 2018年版. ライフサイエンス出版, 東京, 22-44, 2018

2) Nishizawa Y, Miura M, Ichimura S, et al：Executive summary of the Japan Osteoporosis Society Guide for the Use of Bone Turnover Markers in the Diagnosis and Treatment of Osteoporosis (2018 Edition). Clin Chim Acta 498：101-107, 2019

3) Shidara K, Inaba M, Okuno S, et al：Serum levels of TRAP5b, a new bone resorption marker unaffected by renal dysfunction, as a useful marker of cortical bone loss in hemodialysis patients. Calcif Tissue Int 82：278-287, 2008

4) Kasai H, Mori Y, Ose A, et al：Prediction of Fracture Risk From Early-Stage Bone Markers in Patients With Osteoporosis Treated With Once-Yearly Administered Zoledronic Acid. J Clin Pharmacol 61：606-613, 2021

5) Mira-Pascual L, Patlaka C, Desai S, et al：A Novel Sandwich ELISA for Tartrate-Resistant Acid Phosphatase 5a and 5b Protein Reveals that Both Isoforms are Secreted by Differentiating Osteoclasts and Correlate to the Type I Collagen Degradation Marker CTX-I In Vivo In Vitro. Calcif Tissue Int 106：194-207, 2020

（三浦雅一）

Q4 骨マトリックス関連マーカーの種類と特徴について教えてください

①低カルボキシル化オステオカルシン（ucOC）

● 基準値　4.5 ng/mL 未満（カットオフ値）

● 検体（検査材料）　血清　● 測定法　ECLIA 法

臨床的意義	骨粗鬆症例のビタミン K の充足度を知る。

測定時の注意点	骨代謝回転の影響を受けるため骨吸収が抑制されれば低下し、亢進すれば高値となる。

● キーワード　ビタミン K、オステオカルシン

解説

　骨にカルシウムを沈着させる非コラーゲン性蛋白オステオカルシンの機能不全型はビタミン K 不足状態で増加する。また、カルボキシル化オステオカルシン(OC)高値は骨粗鬆症性骨折のリスクとなる[1]。オステオカルシン(OC)は、分子中に 3 つのグルタミン酸残基(Glu)がある。この部分がビタミン K 依存性カルボキシラーゼの作用(γ-カルボキシル化)によりγ-カルボキシルグルタミン酸(Gla)となりカルシウムを沈着する機能を発揮する。ビタミン K が不足するとこの Gla 化が十分に起こらず Gla 残基のない、あるいは脱炭素した OC(Glu-OC)となる。これを低カルボキシル化オステオカルシン(ucOC)と呼ぶ。ucOC は基準値を設けず、原発性骨粗鬆症の診断基準を満たす骨粗鬆症患者を対照に骨折リスクを考慮したビタミン K 不足濃度を用いて算出したカットオフ値(4.5ng/mL)を用いる。同値以下であれば、ビタミン K₂ の投与が考慮されるべきである。また、ビスホスホネート薬投与中にもかかわらず新規骨折を起こした例では ucOC が高値であった[2]。また、骨粗鬆症例にビスホスホネート薬を投与

すると骨吸収抑制とともに ucOC が有意に低下することが示されている。そこにビタミン K₂ を投与するとさらに ucOC は低下する。こうした事実は，ucOC 値を規定しているのは単にビタミン K の充足状態ではなく，そこに骨代謝回転が影響を与えることを知っておく必要がある[3]。この ucOC を指標にビタミン K₂ の介入により骨折防止効果が得られるのかが重要なポイントである。ビタミン K₂ 投与で骨密度は増加しないが ucOC は低下することは示されている。しかし，骨折予防の十分なエビデンスはない。ビタミン K₂ 投与と骨折防止の効果を検討した大規模な臨床研究によれば，椎体骨折発生率は，ビタミン K₂ 投与群とカルシウム投与群との間に有意差は認められなかった。しかし，サブ解析から多発骨折は，ビタミン K₂ 投与群で少なく身長低下が抑制されることがわかった[4]。多発骨折例は，骨折の危険性が高い骨粗鬆症でもあることから，ucOC 高値例に対しては，なんらかのエビデンスの高い薬剤(ビスホスホネート薬，テリパラチド，ロモソズマブなど)との併用で効果を期待できるかもしれない。ECKO trial では 海外でビタミン K₁ 投与群(5mg 2年)とプラセボ対照群との比較を行っているが，ビタミン K₁ 投与群で骨折発生率は 0.45 に低下した[4]。その他にも臨床試験は公表されているがいずれも盲検試験ではなくエビデンスレベルが低い。ucOC は骨粗鬆症におけるビタミン K₂ 薬の治療目的で測定を行った場合，または治療経過観察を行った場合に保険算定できる。ただし治療開始前においては 1 回，その後は，6 カ月に 1 回に限り算定できる。

●文献

1) Tsugawa N, Shiraki M：Vitamin K Nutrition and Bone Health. Nutrients 12：1909, 2020
2) Shiraki M, Yamazaki Y, Shiraki Y, et al：High level of serum undercarboxylated osteocalcin in patients with incident fractures during bisphosphonate treatment. J Bone Miner Metab 28：578-584, 2010
3) Tanaka S, Miyazaki T,Uemura Y, et al：Comparison of concurrent treatment with vitamin K₂ and risedronate compared with treatment with risedronate alone in patients with osteoporosis: Japanese Osteoporosis Intervention Trial-03. J Bone Miner Metab 35：385-395, 2017
4) Cheung AM,Tile L,Lee Y：Vitamin K supplementation in postmenopausal women with osteopenia (ECKO trial):a randomized controlled trial. PLos Med 5：e196, 2008

（斎藤　充）

Q4 骨マトリックス関連マーカーの種類と
特徴について教えてください

②ペントシジン

● 基準値　血漿 0.00915 ～ 0.0431 μg/mL

[EIA (ELISA)[1]：保険適用疾患：尿素窒素またはクレアチニンにより腎機能低下（糖尿病性腎症によるものを除く）が疑われた場合]

尿 63.3 ± 9.4 pmol/mg・Cr

[閉経後女性：HPLC 法[2]，EIA (ELISA) 法[3]：研究用]

● 検体（検査材料）　血漿，尿

● 測定法　血漿：EIA (ELISA) 法[1][3]，尿：EIA (ELISA) 法[1][3]，HPLC 法[2]

| 臨床的意義 | 骨密度で予測し得ない骨質（材質特性）の低下による骨折リスクマーカーの候補 |

| 測定時の注意点 | 血液や尿を測定前に熱処理するとアーチファクトの advanced glycation end-products (AGEs) のペントシジンが発生し測定値に影響及ぼす。 |

● キーワード　骨質，終末糖化産物，酸化ストレス，ペントシジン

解説

　骨質因子である骨コラーゲンの異常は，骨吸収とは独立した機序であるため骨吸収マーカーや骨形成マーカーでは予測できない。骨コラーゲンの劣化を評価するバイオマーカーとして血液や尿の終末糖化産物(advanced glycation end-products：AGEs) 測定，特にペントシジンに関するエビデンスが集積してきた[2-5]。閉経後女性の縦断観察研究からベースライン時の尿中ペントシジンの高値が，骨密度や腎機能，既存骨折や年齢とは独立した骨折危険因子であることが示されている[2]。同研究では，尿中ペントシジンを高速液体クロマトグラフィー法(HPLC)で測定したが，この方法は費用も高く手技も煩雑で骨質マーカーとして保険診療に適さない。

　しかし，この手法で測定した尿中ペントシジン量は，同一個体の骨組織中のペントシジン量と正の相関がある[6]。現在，検査機関によるペントシジン測定は，HPLC法と，ペントシジンに対する抗体を用いたEIA（ELISA）法が存在する。後者のEIA（ELISA）法は，日常検査で腎機能低下の保険病名での測定がなされている。ヒト骨コラーゲン中のペントシジン量と，同一個体の血中ペントシジン量（ELISA法），尿中ペントシジン量（HPLC法：保険病名なし：研究費依託分析）との相関性を整形外科手術症例（n=100）で検証した[6]。

　その結果，HPLC法で測定したペントシジン量は，各組織間で良好な正の相関を示したが，EIA（ELISA）法で測定した血漿ペントシジン量はHPLC法で測定した尿や骨ペントシジン量と有意な弱い相関はあるものの強い相関は確認できなかった。そのひとつの要因として，現行のEIA（ELISA）法は，ペントシジンを測定する前処理として熱処理を加えることが指摘されている。熱処理を加えることで，ペントシジンやカルボキシルメチルリジンといったAGEsがアーチファクトとして増加することが示された。そこで，検体を熱処理することなく測定可能なELISAキットを開発し，同キットで測定した尿中ペントシジン高値も独立した骨折危険因子になることが示された[3]。同キットはすでにヒト尿中ペントシジン測定ELISAキット（マーキット® M尿ペントシジン）として販売され，受託測定が可能である。なお，尿中ペントシジン値は骨質（材質：マトリックス）マーカーという位置づけで『骨粗鬆症診療における骨代謝マーカー適正使用ガイドライン（2012年版）』に記載されている[5]。

●文献

1) Sanaka T, Funaki T, Tanaka T, et al：Plasma pentosidine levels measured by a newly developed method using ELISA in patients with chronic renal failure. Nephron 91：64-73, 2002

2) Shiraki M, Kuroda T, Tanaka S, et al：Non-enzymatic collagen cross-links induced by glycoxidation (pentosidine) predicts vertebral fractures. J Bone Miner Metab 26：93-100, 2008

3) Shiraki M, Kashiwabara S, Imai T, et al：The association of urinary pentosidine levels with the prevalence of osteoporotic fractures in postmenopausal women. J Bone Miner Metab 37：1067-1074, 2019

4) Saito M, Marumo K：Collagen cross-links as a determinant of bone quality：a possible explanation for bone fragility in aging, osteoporosis, and diabetes mellitus. Osteoporos Int 21：195-214, 2010

5) 日本骨粗鬆症学会 骨代謝マーカー検討委員会（編）：骨粗鬆症診療における骨代謝マーカー適正使用ガイドライン（2012年版）. Osteoporosis Jpn 18：31-55, 2012

6) Kida Y, Saito M, Shinohara A, et al：Non-invasive skin autofluorescence. blood and urine assays of the advanced glycation end product (AGE) pentosidine as an indirect indicator of AGE content in human bone. BMC Musculoskelet Disord 20：627, 2019

（斎藤　充）

Chapter 2

骨代謝マーカー以外の骨代謝関連検査

Q5 骨代謝マーカー以外に，骨代謝の状態を調べる検査はありますか？

①ビタミンD代謝物

・25水酸化ビタミンD（25-ヒドロキシビタミンD）

● **基準値** ビタミンD充足　30 ng/mL以上
ビタミンD不足　20 ng/mL以上〜30 ng/mL未満
ビタミンD欠乏　20 ng/mL未満

● **検体（検査材料）** 血清　　● **測定法** CLIA法，CLEIA法，ECLIA法

・1α,25水酸化ビタミンD（1α,25-ジヒドロキシビタミンD）

● **基準値** 20〜60 pg/mL

● **検体（検査材料）** 血清

● **測定法** ラジオレセプターアッセイ法，RIA法，EIA法

● **臨床的意義**
25-ヒドロキシビタミンDの測定は，代謝性骨疾患におけるビタミンD欠乏症の診断の補助およびビタミンD不足状態の判定の補助を目的として実施される[1]。1α,25-ジヒドロキシビタミンDの測定は，慢性腎不全，特発性副甲状腺機能低下症，偽性副甲状腺機能低下症，ビタミンD依存症1型もしくは低リン血症性ビタミンD抵抗性くる病の診断時またはそれらの疾患に対する活性型ビタミンD_3薬による治療中における1α,25-ジヒドロキシビタミンDの血中濃度の評価を目的として実施される。

● **測定時の注意点**
25-ヒドロキシビタミンDの血中濃度は紫外線曝露が多いと上昇するため，季節性の変動を認めることに留意する。1α,25-ジヒドロキシビタミンDの血中濃度はビタミンDの充足度とは相関しないため，ビタミンD欠乏の判定に使用することはできない。

● **キーワード** 25-ヒドロキシビタミンD，1α,25-ジヒドロキシビタミンD，ビタミンD欠乏，骨粗鬆症

解説

ビタミン D 代謝物とは

ビタミン D は，食物摂取により腸管から吸収されるか，紫外線への曝露により皮膚で合成される。ビタミン D は，肝臓で 25 位に水酸化を受け 25-ヒドロキシビタミン D [25-hydroxyvitamin D：25 (OH) D] となり，次に腎臓で 1α 位に水酸化を受け 1α,25-ジヒドロキシビタミン D [1α,25-dihydroxyvitamin D：1α,25 (OH)$_2$D] へ代謝されることでビタミン D としての生理作用を発揮する。したがって，1α,25 (OH)$_2$D 濃度は，ホルモンとしてのビタミン D の生理活性を反映している。一方，血中 25 (OH) D 濃度は，ビタミン D の充足度の評価に用いられる。

測定値の評価

- **高値**：25 (OH) D 高値では，過剰摂取によるビタミン D 中毒症を考える。1α,25 (OH)$_2$D 高値では，ビタミン D 依存症 2 型，活性型ビタミン D$_3$ 薬の使用，サルコイドーシス，原発性副甲状腺機能亢進症を考える。1α,25 (OH)$_2$D 高値はビタミン D 欠乏を否定する根拠にはならないことに注意する。
- **低値**：25 (OH) D 低値では，ビタミン D 欠乏を考える[1]。1α,25 (OH)$_2$D 低値は，慢性腎不全，特発性副甲状腺機能低下症，偽性副甲状腺機能低下症，ビタミン D 依存症 1 型，線維芽細胞増殖因子 23 (fibroblast growth factor：FGF23) 関連低リン血症性疾患 (腫瘍性骨軟化症，X 染色体連鎖性低リン血症性くる病・骨軟化症など) で認められる[2]。

測定値が基準範囲を外れる機序

- **25-ヒドロキシビタミン D**：25 (OH) D 低値はビタミン D の摂取不足もしくは体内での生合成不足により生じる。また，副甲状腺機能亢進症ではビタミン D の代謝が亢進するため，基質となる 25 (OH) D の血中濃度は低下する。ビタミン D 代謝に関与する CYP3A4 を誘導する薬剤でも血中濃度の低下を認めることがある。血中濃度が高値を示すのは，天然型のビタミン D を大量に摂取した場合である。
- **1α,25-ジヒドロキシビタミン D**：ビタミン D 依存症 2 型では，ビタミ

ン D 受容体の機能不全のために，そのリガンドである $1\alpha,25(OH)_2D$ の血中濃度が高値となる。サルコイドーシスでは，肉芽組織内の活性化されたマクロファージにより $1\alpha,25(OH)_2D$ が過剰に合成される。また，原発性副甲状腺機能亢進症では副甲状腺ホルモン（PTH）作用が過剰となることにより，腎臓での $1\alpha,25(OH)_2D$ 合成が促進される。

　慢性腎不全では腎臓での $1\alpha,25(OH)_2D$ 合成が障害される。副甲状腺機能低下症では PTH の作用不全により腎臓での $1\alpha,25(OH)_2D$ 合成が抑制される。ビタミン D 依存症 1 型では 25-ヒドロキシビタミン D-1α 水酸化酵素の機能不全のため血中 $1\alpha,25(OH)_2D$ 濃度は正常から低値を示す。FGF23関連低リン血症性疾患では，FGF23 の作用過剰により腎臓での 1α 水酸化が抑制される。

検査結果への対応

- **25-ヒドロキシビタミン D**：血中濃度が高値で高カルシウム血症を認める場合は，25(OH)D の半減期が長いことと，ビタミン D 過剰蓄積が背景にあることから，長期にわたり高カルシウム血症を持続することがある。このような場合は，血清カルシウム値を低下させる対症療法を検討する。血中濃度が低値で骨カルシウム代謝疾患を認める場合は，積極的なビタミン D 投与を検討する。

- **$1\alpha,25$-ジヒドロキシビタミン D**：血中濃度が高値で高カルシウム血症を認める場合は，さらに PTH の血中濃度によって鑑別診断を進めていく。高カルシウム血症を認めない場合は，ビタミン D 欠乏の可能性を検討する。血中濃度が低値で低リン血症を認める場合は，非常に著しいビタミン D 欠乏や FGF23 作用の過剰が原因として考えられるので，それぞれに応じた原因検索と治療を進める[2]。

保険診療上の注意点

　25(OH)D 測定に関する保険診療上の注意点は以下の通りである。原発性骨粗鬆症の患者に対して測定した場合は，骨粗鬆症の薬剤治療方針の選択時に 1 回に限り算定できる。また，ビタミン D 欠乏性くる病もしくはビタミン D 欠乏性骨軟化症の診断時またはそれらの疾患に対する治療中に測定した場合は，診断時においては 1 回を限度とし，その後は 3 カ月

に1回を限度として算定できる。

1α,25(OH)$_2$D 測定に関する保険診療上の注意点は以下の通りである。慢性腎不全，特発性副甲状腺機能低下症，偽性副甲状腺機能低下症，ビタミン D 依存症1型もしくは低リン血症性ビタミン D 抵抗性くる病の診断時またはそれらの疾患に対する活性型ビタミン D$_3$ 薬による治療中に測定した場合に限り算定できる。ただし，活性型ビタミン D$_3$ 薬による治療開始後1カ月以内においては2回を限度とし，その後は3カ月に1回を限度として算定する。

ピットフォール

25(OH)D が低値であっても，1α,25(OH)$_2$D は低下しないことが多い。これは，代償性に PTH 分泌が亢進し，腎臓での1α水酸化反応が促進されることによる。一方で，天然型ビタミン D の過剰摂取によるビタミン D 中毒の場合は，血中 25(OH)D 濃度は高値を示すが，PTH 分泌が抑制されるため1α,25(OH)$_2$D は上昇しない。

●文献

1) Okazaki R, Ozono K, Fukumoto S, et al：Assessment criteria for vitamin D deficiency/insufficiency in Japan - proposal by an expert panel supported by Research Program of Intractable Diseases, Ministry of Health, Labour and Welfare, Japan, The Japanese Society for Bone and Mineral Research and The Japan Endocrine Society [Opinion]. Endocr J 64：1-6, 2017

2) Fukumoto S, Ozono K, Michigami T, et al：Pathogenesis and diagnostic criteria for rickets and osteomalacia - proposal by an expert panel supported by Ministry of Health, Labour and Welfare, Japan, The Japanese Society for Bone and Mineral Research and The Japan Endocrine Society. Endocr J 62：665-671, 2015

（竹内靖博）

Q5　骨代謝マーカー以外に，骨代謝の状態を調べる検査はありますか？

②副甲状腺ホルモン（PTH）

• インタクト PTH（PTH-intact）

● 基準値　10〜65 pg/mL

● 検体（検査材料）　血清　　● 測定法　ECLIA 法

• whole PTH

● 基準値　8.3〜38.7 pg/mL（14.9〜56.9 pg/mL）

● 検体（検査材料）　血清または血漿（EDTA）　　● 測定法　CLEIA 法（ECLIA 法）

臨床的意義
PTH は血中イオン化カルシウム恒常性維持に必須のホルモンであり，その血中濃度測定は，高カルシウム血症と低カルシウム血症の鑑別診断および腎不全における骨ミネラル代謝障害の病態診断に必須である。

測定時の注意点
糸球体濾過量の低下によるミネラル代謝障害では PTH の血中濃度が上昇する。また，インタクト PTH は腎で排泄される不活性型フラグメントを含むため，その血中濃度上昇は生物学的活性を有する PTH 濃度と乖離する。

● キーワード　高カルシウム血症，低カルシウム血症，ビタミン D 欠乏，続発性副甲状腺機能亢進症

解説

PTH とは

　副甲状腺ホルモン（parathyroid hormone：PTH）は，血中カルシウムイオン濃度の低下に伴って副甲状腺主細胞から分泌される，84 個のアミノ酸からなる糖鎖をもたないペプチドホルモンである。副甲状腺の細胞膜上に存在するカルシウム感知受容体（calcium sensing receptor：CaSR）を介して細

胞外のカルシウムイオン濃度は感知されている。PTH は標的臓器である骨と腎に作用して，血中カルシウムイオン濃度を上昇させる。インタクトPTH は，N 端(13-34)と C 端(39-84)に対する 2 抗体を用いて測定される。インタクト PTH では，PTH(1-84)に加えて PTH(7-84)など一部のフラグメントも測定される。一方，whole PTH 測定系では，N 端(1-4)に対する抗体を用いているため，ほぼ PTH(1-84)のみが測定される。慢性腎臓病(chronic kidney disease：CKD)，特に透析患者では，whole PTH のほうが骨病変の評価に適しているとする意見がある。

測定値の評価 [1)2)]

・**高値**：原発性副甲状腺機能亢進症，続発性副甲状腺機能亢進症，CKD，偽性副甲状腺機能低下症，家族性もしくは後天性低カルシウム尿性高カルシウム血症，くる病・骨軟化症。

・**低値**：特発性副甲状腺機能低下症およびその類縁疾患，続発性副甲状腺機能低下症(術後，放射線照射後)，悪性腫瘍随伴高カルシウム血症やビタミン D 中毒症など PTH 非依存性の高カルシウム血症，低マグネシウム血症(相対的低値であり実測値は高値の場合もある)。

測定値が基準範囲を外れる機序 [1)2)]

　副甲状腺の腫瘍化や過形成により自律的に PTH が分泌されると高値となる。ビタミン D 欠乏や腎機能低下により血中カルシウムイオン濃度が低下すると，代償性に PTH 分泌が亢進して血中濃度が高くなる。CaSR 機能が阻害されることで PTH 分泌が亢進する病態もある。

　偽性副甲状腺機能低下症では，PTH 作用が障害されているため，血中PTH 濃度が上昇しているにもかかわらず，血中カルシウム濃度が低値である。

　副甲状腺組織の障害により血中 PTH 濃度は低下する。マグネシウム欠乏によっても PTH 分泌が抑制される。PTH 過剰以外の原因による高カルシウム血症では，PTH 分泌は代償性に抑制される。

検査結果への対応

・**高値**：PTH 高値が代償性か原発性であるかの評価を行う。代償性であ

れば，その原因に対する治療を検討する。原発性であれば，原発性副甲状腺機能亢進症と低カルシウム尿性高カルシウム血症を鑑別する。

・**低値**：高カルシウム血症でなければ，副甲状腺機能低下症の原因疾患の鑑別を行う。高カルシウム血症の場合は，原発性副甲状腺機能亢進症以外の原因疾患を検索する。

ピットフォール

・低マグネシウム血症に伴う低カルシウム血症においては，血中 PTH 濃度は相対的低値であり実測値は基準値を上回る場合もある。

・血中カルシウム濃度が正常で PTH が上昇している場合には，ビタミン D 欠乏，正カルシウム血症性副甲状腺機能亢進症あるいはくる病・骨軟化症などが鑑別に挙がる。

●文献

1)竹内靖博：カルシウム代謝疾患の救急．高カルシウム血症クリーゼと低カルシウム血症性テタニー．日本内科学会雑誌 105：658-666, 2016

2)Fukumoto S, Namba N, Ozono K, et al：Causes and differential diagnosis of hypocalcemia--recommendation proposed by expert panel supported by ministry of health, labour and welfare, Japan. Endocr J 55：787-794, 2008

（竹内靖博）

Q5 骨代謝マーカー以外に，骨代謝の状態を調べる
検査はありますか？

③カルシトニン

● **基準値** 男性：9.52 pg/mL 以下
　　　　 女性：6.40 pg/mL 以下

● **検体（検査材料）** 血清　　● **測定法** ECLIA 法

臨床的意義	甲状腺髄様がんの腫瘍マーカーであり，診断的意義が高い。

測定時の注意点	髄様がん以外の甲状腺がんでも軽度高値を示す場合のあることが知られている。血中カルシトニン値は女性より男性，高齢者より若年者，さらに体格指数（BMI）が高いほど高値傾向となる。

● **キーワード** カルシトニン，甲状腺髄様がん

解説

カルシトニンとは

　カルシトニン（calcitonin）は 32 個のアミノ酸から成るペプチドホルモン
で，甲状腺傍濾胞細胞（C 細胞）およびその他の神経内分泌細胞から分泌さ
れる。主な生理作用として，血中カルシウム値上昇に反応して分泌されて
血清カルシウム濃度を低下させる作用と破骨細胞を不活性化して骨吸収を
抑制する作用がある。しかしながら，臨床的にはカルシウム代謝調節因子
として測定する意義は乏しい。もっぱら，甲状腺髄様がんの腫瘍マーカー
として診断と治療効果判定に用いられる。

測定値の評価

・**高値**：甲状腺髄様がんで高値を示す。褐色細胞腫，肺小細胞がんやカル
　チノイドでも異常高値を示すことがある。また，髄様がん以外の甲状腺

がんでも軽度高値を示す場合がある[1]。

測定値が基準範囲を外れる機序

カルシトニン産生細胞の腫瘍(甲状腺髄様がん)により自律的に分泌されることで血中カルシトニン値が上昇する。

検査結果への対応

甲状腺髄様がんの可能性を考え，頚部超音波検査などの画像検査を進める。甲状腺疾患が否定的な場合は，高値を示す可能性のある他の疾患について検討を進める。

ピットフォール

カルシトニンは年齢，性別，体格，身体活動でも変動する。血中カルシトニン値は女性より男性，高齢者より若年者，さらに体格指数(body mass index：BMI)が高いほど高値傾向となる。また，身体活動で軽度上昇を示すため，測定は早朝空腹時が望ましい。プロトンポンプ阻害薬の長期使用，β遮断薬あるいはグルココルチコイドなどの薬剤で高値を示すこともある。慢性腎不全では，腎排泄の低下により高値を示す。

●文献

1) Chambon G, Alovisetti C, Idoux-Louche C, et al：The use of preoperative routine measurement of basal serum thyrocalcitonin in candidates for thyroidectomy due to nodular thyroid disorders: results from 2733 consecutive patients. J Clin Endocrinol Metab 96：75-81, 2011

(竹内靖博)

Q5 骨代謝マーカー以外に，骨代謝の状態を調べる検査はありますか？

④線維芽細胞増殖因子 23（FGF23）

● 基準値 　19.9 ～ 52.9 pg/mL

● 検体（検査材料）　血清　　● 測定法　CLEIA 法

臨床的意義	低リン血症性くる病・骨軟化症の鑑別診断。

測定時の注意点	腎機能の低下により上昇するため，慢性腎臓病(CKD)患者における測定値の評価は慎重に行う。なお，日常診療においては低リン血症の存在が確認される場合にのみ測定すること。

● キーワード 　FGF23，低リン血症性くる病・骨軟化症，腫瘍性骨軟化症，慢性腎臓病

解説

FGF23 とは

　線維芽細胞増殖因子 23（fibroblast growth factor 23：FGF23）は骨細胞から分泌されるホルモンであり，腎近位尿細管でのリン再吸収と 25-ヒドロキシビタミン D-1α 水酸化酵素の発現を抑制する。さらに，1α，25-ジヒドロキシビタミン D［1α，25-dihydroxyvitamin D：1,25(OH)$_2$D］の不活性化を促進する。その結果，血中リン濃度の低下をもたらす。FGF23 の過剰によりいくつかの低リン血症性疾患が惹起される[1]。

測定値の評価

・**高値**：低リン血症患者において，血中 FGF23 濃度が 30 pg/mL を超える場合は，FGF23 作用過剰による低リン血症の可能性が高い[1,2]。カットオフ値が基準値上限を下回る値であることに注意する。代表的な疾患

は，腫瘍性骨軟化症およびX染色体随伴低リン血症性くる病・骨軟化症である。その他，含糖酸化鉄静注後の低リン血症においても血中FGF23濃度は高値となる。

　腎機能の低下によりリン負荷が生じると，代償性に血中FGF23濃度は高値となる。正リン血症や高リン血症における血中FGF23高値は腎障害が原因である可能性が高い。

・**低値**：低リン血症患者において，血中FGF23濃度が30 pg/mL以下の場合は，FGF23作用とは関連のない原因による低リン血症の可能性が高い[1)2)]。Fanconi症候群などの腎尿細管障害やビタミンD欠乏症の可能性を検討する。

測定値が基準範囲を外れる機序

　腫瘍性骨軟化症においては，FGF23を自律的に産生する腫瘍が血中FGF23濃度上昇の原因となる。*FGF23*遺伝子の異常を原因とする常染色体顕性低リン血症性くる病では，産生されたFGF23の不活性化障害によりその血中濃度が上昇する。その他の先天性の低リン血症性くる病患者の多くでも血中FGF23濃度が高値を示すが，そのメカニズムについては不明である。

　糸球体濾過量が低下し，慢性腎臓病（chronic kidney disease：CKD）ステージ2から3aに至ると，リン負荷に反応して血中FGF23濃度は代償性に上昇し始める。

検査結果への対応

・**低リン血症を認める場合**：血中FGF23濃度が30 pg/mL以上ではFGF23作用過剰による低リン血症と判定されるので，先天性の場合は，X染色体随伴低リン血症性くる病などFGF23が高値となることが知られている疾患の精査を行う。後天性の場合は腫瘍性骨軟化症を疑って，責任病巣の検索を行う。逆に，血中FGF23濃度が30 pg/mL未満の場合は，ビタミンD欠乏症やFanconi症候群などの鑑別診断を進める。

ピットフォール

　基準値の設定は，リン代謝異常がない健常者の測定値に基づくものであ

る。血中 FGF23 濃度は低リン血症を呈する患者の病態の鑑別に有用であるが，その場合は，基準値の上限ではなく 30 pg/mL をカットオフ値として，FGF23 依存性の低リン血症であるか否かを判別する。

●文献

1) Endo I, Fukumoto S, Ozono K, et al：Clinical usefulness of measurement of fibroblast growth factor 23（FGF23）in hypophosphatemic patients: proposal of diagnostic criteria using FGF23 measurement. Bone 42：1235-1239, 2008
2) Ito N, Kubota T, Kitanaka S, et al：Clinical performance of a novel chemiluminescent enzyme immunoassay for FGF23. J Bone Miner Metab 39：1066-1075, 2021

（竹内靖博）

Q5 骨代謝マーカー以外に，骨代謝の状態を調べる検査はありますか？

⑤スクレロスチン

● 基準値 未設定

● 検体(検査材料) 血清もしくは血漿 ● 測定法 EIA 法

臨床的意義
現時点では臨床的意義は確立されていない。

測定時の注意点
研究目的として測定する。

● キーワード スクレロスチン，SOST，骨形成，骨吸収，骨粗鬆症

解説

スクレロスチンとは

スクレロスチン(sclerostin)は SOST 遺伝子の転写・翻訳により合成される分泌蛋白である。スクレロスチンは主に骨細胞(osteocyte)から分泌されるサイトカインであり，やはり局所性のサイトカインである Wnt の骨芽細胞に対する作用を阻害する。Wnt 作用は骨形成の促進に必須であることから，Wnt 作用を阻害するスクレロスチンは骨形成を抑制する[1]。また，スクレロスチンは骨吸収を促進する。

SOST 遺伝子の異常により，出生後の骨形成が促進されることがヒトの遺伝性疾患である硬結性骨化症や van Buchem 病で知られている[1]。前者は SOST 遺伝子自身の変異を原因とし，後者は SOST 遺伝子の下流の 52kb にわたる欠失によるもので，いずれも常染色体潜性遺伝である。いずれの疾患においても骨強度は高く，関節を含めて他臓器の障害をもたないとされている。また，患者の同胞で SOST 遺伝子の異常をヘテロ接合体で有する場合には，その骨強度は患者ほどではないが健常対照者と比較す

ると高いとされる。このような背景から，生理的なスクレロスチン作用を
阻害するモノクローナル抗体が骨粗鬆症治療薬として開発された。

　SOST 発現は副甲状腺ホルモン（parathyroid hormone：PTH），エストロ
ゲンや力学的負荷により抑制される。一方で，加齢や腎機能の低下により
その発現は増加する。病態としては，糖尿病や糖質コルチコイドの過剰に
よって *SOST* 発現が上昇するとされる[1]。

測定値の評価

　現時点では保険収載されていないため，もっぱら研究を目的として測定
される。また，その測定値の臨床的意義は確立されていない。

●文献 ────────────────────────────────

1) Tanaka S, Matsumoto T：Sclerostin: from bench to bedside. J Bone Miner Metab 39：332-340,
2021

（竹内靖博）

Q6 miRNAを含む遺伝子関連検査はどのような検査ですか？

A6　骨代謝の状態を推測するために，核酸の情報が参考になる。血液中に検出される複数の microRNA が骨密度と相関し，骨代謝に関わる蛋白質の翻訳を制御している。また，DNA 配列の解析により，骨粗鬆症に関わる一塩基多型を検出でき，一方で，遺伝性骨粗鬆症関連疾患の診断には，遺伝子検査が特に有用である。DNA 情報を用いたゲノム診療はがん治療で実用化されているが，骨粗鬆症診療においても個別化診療の 1 つの方向性となりうる。

● キーワード　microRNA，エクソソーム，一塩基多型，ゲノムワイド関連解析，遺伝性骨粗鬆症類縁疾患，ゲノム診療

解説

　本稿では，骨代謝の状態を推測するために役に立つ可能性のある核酸の情報について概説する。このような核酸として，現状では DNA と microRNA（miRNA）が研究および診療の対象となる。DNA は主として蛋白質の設計図として遺伝子の役割を担い，miRNA は遺伝子発現の制御に関わっているが，これらの分子は，骨代謝の直接の制御因子である蛋白質や生理活性物質の合成や分解の比較的前段階で関与するものである。したがって，蛋白質や生理活性物質の測定と比較し，間接的な情報を得るものとなる。しかし，測定が比較的容易であり，複数の情報を組み合わせることにより有用な情報を得ることができる可能性を有しているため研究が進んでいる。

　一方で，骨代謝に影響を及ぼす特定の遺伝性骨粗鬆症類縁疾患においては，核酸の情報が確定診断を得るための情報となりうる。DNA 情報を用いたゲノム診療は，がん治療において実用化されている。骨粗鬆症に対する応用は，がんゲノム診療と異なり，病変部のみ異常を呈する DNA を採取するわけではないが，生殖細胞系列に変異を有する遺伝性腫瘍の診断とは共通する部分があり，個別化医療に向けての1つの方向性となりうる。この実用化に向けては，遺伝カウンセリングも含む倫理的配慮が重要である。

miRNA の測定による骨代謝の評価

　miRNA は，18 〜 22 塩基からなる短い内因性の RNA 鎖であり，蛋白質をコードしていない非コード RNA の一種である[1]。miRNA は Drosha や Dicer といったリボヌクレアーゼ(ribonuclease：RNase)によって加工された後に，複数の蛋白質と RNA 誘導サイレンシング複合体(RNA-induced silencing complex：RISC) を構成する。RISC は特定の messenger RNA (mRNA)の 3' 非翻訳領域に結合し，翻訳を抑制するとともに，その mRNA の分解を促進する[2]。このように，miRNA は細胞内で機能しているが，細胞外に放出されて働くものもあり，その細胞外 miRNA を検出することができる。例えば末梢血中の miRNA を測定し，骨脆弱性などの臨床指標との相関を解析することが可能となる。細胞外に miRNA が存在する様式としては，エクソソームなどの分泌小胞中に含まれる経路や，特定の蛋白質と複合体を形成して分泌される経路が示されている[3]。

　骨粗鬆症の有無により末梢血における検出量が上昇もしくは下降している miRNA は 60 種近く報告されている[4]。その中で，標的となる骨代謝に関わる遺伝子まで同定されているものもいくつか存在し，これらは普遍的な臨床応用対象の候補となる。例えば，miR-23b-3p は骨粗鬆症患者で上昇しており，骨密度低値と相関を認め[5]，標的遺伝子として Wnt シグナルに関わる *MRC2* が同定され[6]，骨芽細胞の機能に関わっている。同様に骨芽細胞機能に関わる miRNA として miR-300 (標的は *Smad3*)[7]，miR-208a-3p (標的は *ACVR1*)[8][9]，miR-637 (標的は *Osterix*)[8][10] が知られる。一方で，miR-140-3p は，骨粗鬆症患者で上昇しており，骨密度低値と相関を認め[5]，標的として破骨細胞機能と関わる PTEN が同定されている[11]。

　これらの miRNA の測定を組み合わせることにより，骨芽細胞や破骨細胞の機能を推測することが可能であるかもしれない。また，異常に制御されている分子メカニズムを推測する手がかりにもなり，治療選択の参考となる可能性も期待される。このような臨床応用に関しては，まだ研究の途上であり，一般臨床で用いられるようになるにはまだ時間を要すると思われる。

一塩基多型の検出による骨粗鬆症リスクの評価

　大腿骨近位部骨折の家族歴は骨折リスクとなることが知られており，遺伝的素因が骨の脆弱性に影響を与えている。加齢に伴う原発性骨粗鬆症は

複数の遺伝子に少しずつ影響されることにより発症すると考えられており，このような多因子疾患の遺伝的素因の解析においては，臨床指標と相関するゲノムの一塩基多型(single nucleotide polymorphism：SNP)を全ゲノムで包括的に解析する手法であるゲノムワイド関連解析(genome-wide association study：GWAS)が用いられる。骨粗鬆症に関する GWAS 解析 17 件のメタ解析では，56 遺伝子座の SNP が骨密度と相関し，そのうち 14 個の SNP が脆弱性骨折と相関していた [12]。56 遺伝子座の近傍にある遺伝子には，RANK シグナルに関わる遺伝子，Wnt シグナルに関わる遺伝子，間葉系幹細胞分化に関わる遺伝子が多く含まれていた。脆弱性骨折に関わる遺伝子座のうち，6 つの遺伝子座は特に GWAS における P 値の閾値 (5×10^{-8}) を下回っており，その近傍の遺伝子は SPTBN1，MEPE もしくは SPP1，SLC25A13，MBL2 もしくは DKK1，LRP5，FAM210A であった。日本人の集団を対象とした GWAS 研究からは，WDSOF1 [13]，FONG [14]，GPR98 [15]といった独自の疾患感受性遺伝子が同定された。骨量や骨質に関係のある遺伝子の多型を検討するアプローチもとられており，ビタミン K 作用に関連する GGCX の SNP と骨密度 [16]，ホモシステイン代謝と関連するメチレンテトラヒドロ葉酸還元酵素や葉酸トランスポーターの SNP と骨折リスクとの関連 [17][18]が示されている。

　骨粗鬆症に関連する SNP の多くは，蛋白質をコードしていない部位に位置していることが多いが，遺伝子の発現量変化や蛋白質の機能変化を伴うことが細胞実験により示されており，骨代謝評価の理論的な裏付けとなっている。これらの SNP を組み合わせることにより，骨粗鬆症罹患のリスク評価や薬剤選択の根拠として使用することも考えられるが，それぞれの SNP によるリスク比はそれほど大きなものではないため精度が低く，測定した母集団によっても結果が異なる可能性があり，臨床応用というよりも，予防などの目的でリスク評価を行うための民間の遺伝子検査サービスなどに使われているのが現状である。

骨粗鬆症診療における遺伝子検査

　骨粗鬆症の中には，加齢・生活習慣・遺伝性素因以外の特定の原因疾患により発症するものも存在し，このような骨粗鬆症を続発性骨粗鬆症と呼ぶ。続発性骨粗鬆症は，治療法が本質的に異なる場合もあり，その鑑別は

重要である[19]。原発性骨粗鬆症が，遺伝的素因に影響を受ける点は前述したが，特定の遺伝子の機能を失わせるような変異により骨代謝に多大な影響が生じる場合は，遺伝性の骨粗鬆症類縁疾患として，続発性骨粗鬆症の範疇で扱われる。対象となる遺伝子の中には，前述した原発性骨粗鬆症のSNPで取り上げた遺伝子も存在する。これは変異の様式により，蛋白質が産生されなかったり，機能が著しく低下する蛋白質が産生されたりする場合は骨粗鬆症類縁疾患となり，機能が軽度低下したり，正常な蛋白質の産生量が減るような変異であれば，遺伝素因として扱われる。

　骨粗鬆症類縁疾患は，若年者の繰り返す骨折や，異常に低い骨密度，血中・尿中のカルシウム・リンの異常値により気づかれる。骨粗鬆症類縁疾患を疑う場合は，遺伝子パネル検査が保険診療により認められている。

　骨形成不全症を疑う場合は，*BMP1*，*COL1A1*，*COL1A2*，*CRTAP*，*FKBP10*，*IFITM5*，*P3H1*，*PPIB*，*SERPINF1*，*SERPINH1*，*SP7*，*TMEM38B*，*WNT1*，*CREB3L1*，*SPARC*，*TENT5A*（*FAM46A*），*MBTPS2*，*MESD* の18遺伝子の解析を行う。主としてエキソン領域（一部の遺伝子ではイントロンについても解析）を次世代シーケンサーにて遺伝子配列決定を行い，国際的に用いられているヒトゲノムリファレンス配列と比較し，変異を判定する[20]。骨粗鬆症・偽性神経膠腫症候群を疑う場合は，*LRP5* 遺伝子を，低ホスファターゼ症を疑う場合は *ALPL* 遺伝子を検査する。また，それでも診断がつかない場合は，稀な骨粗鬆症遺伝子検査パネルとして *TNFSF11*，*NOTCH2*，*MMP2*，*RUNX2*，*LIFR*，*GORAB*，*HSPG2*，*PYCR1* 遺伝子の検査を行う。

　低リン血症により骨折を繰り返す症例では，ビタミンD依存性くる病・骨軟化症の遺伝子パネル，および遺伝性低リン血症性くる病の遺伝子パネル検査が行われる。前者は，*CYP27B1*，*VDR*，*CYP3A4*，*CYP2R1* 遺伝子を対象としており，後者は，*FGF23*，*PHEX*，*DMP1*，*ENPP1*，*FAM20C*，*FGFR1*，*PTH1R*，*SLC34A3*，*SLC9A3R1*，*CLCN5*，*OCRL*，*CYP2R1*，*HNRNPC*，*CYP3A4*，*NF1*，*SLC34A1* を対象としている。また，低リンに加え，高カルシウム血症があり，副甲状腺機能亢進症がその原因となっており，遺伝性が疑われる場合は，*MEN1*，*CDKN1B*，*RET*，*CASR*，*GNA11*，*AP2S1*，*CDC73*，*GCM2* 遺伝子検査が行われる。

　高骨密度にもかかわらず，骨折を繰り返す場合は大理石骨病である可能性

が高い。遺伝子検査として，*LRP5*，*CLCN7*，*TCIRG1*，*TNFSF11*，*CA2*，*OSTM1*，*PLEKHM1*，*TNFRSF11A*，*IKBKG*，*FERMT3*，*RASGRP2*，*LRP6*，*SNX10*，*SLC4A2*，*SOST* 遺伝子の検査が行われる。

●文献

1) Ambros V：The functions of animal microRNAs. Nature 431：350-355, 2004
2) Ha M, Kim VN：Regulation of microRNA biogenesis. Nat Rev Mol Cell Biol 15：509-524, 2014
3) Mori MA, Ludwig RG, Garcia-Martin R, et al：Extracellular miRNAs: From Biomarkers to Mediators of Physiology and Disease. Cell Metab 30：656-673, 2019
4) Wu YZ, Huang HT, Cheng TL, et al：Application of microRNA in Human Osteoporosis and Fragility Fracture: A Systemic Review of Literatures. Int J Mol Sci 22：5232, 2021
5) Ramírez-Salazar EG, Carrillo-Patiño S, Hidalgo-Bravo A, et al：Serum miRNAs miR-140-3p and miR-23b-3p as potential biomarkers for osteoporosis and osteoporotic fracture in postmenopausal Mexican-Mestizo women. Gene 679：19-27, 2018
6) Li R, Ruan Q, Yin F, et al：MiR-23b-3p promotes postmenopausal osteoporosis by targeting MRC2 and regulating the Wnt/β-catenin signaling pathway. J Pharmacol Sci 145：69-78, 2021
7) Kaur T, John AA, Sharma C, et al：miR300 intervenes Smad3/β-catenin/RunX2 crosstalk for therapy with an alternate function as indicative biomarker in osteoporosis. Bone 143：115603, 2021
8) Ismail SM, El Boghdady NA, Hamoud HS, et al：Evaluation of circulating miRNA-208a-3p, miRNA-155-5p and miRNA-637 as potential non-invasive biomarkers and the possible mechanistic insights into pre- and postmenopausal osteoporotic females. Arch Biochem Biophys 1684：108331, 2020
9) Arfat Y, Basra MAR, Shahzad M, et al：miR-208a-3p Suppresses Osteoblast Differentiation and Inhibits Bone Formation by Targeting ACVR1. Mol Ther Nucleic Acids 111：323-336, 2018
10) Zhang JF, Fu WM, He ML, et al：MiR-637 maintains the balance between adipocytes and osteoblasts by directly targeting Osterix. Mol Biol Cell 22：3955-3961, 2011
11) Yin R, Jiang J, Deng H, et al：miR-140-3p aggregates osteoporosis by targeting PTEN and activating PTEN/PI3K/AKT signaling pathway. Hum Cell 33：569-581, 2020
12) Estrada K, Styrkarsdottir U, Evangelou E, et al：Genome-wide meta-analysis identifies 56 bone mineral density loci and reveals 14 loci associated with risk of fracture. Nat Genet 44：491-501, 2012
13) Urano T, Shiraki M, Usui T, et al：Identification of non-synonymous polymorphisms in the WDSOF1 gene as novel susceptibility markers for low bone mineral density in Japanese postmenopausal women. Bone 47：636-642, 2010
14) Kou I, Takahashi A, Urano T, et al：Common variants in a novel gene, FONG on chromosome 2q33.1 confer risk of osteoporosis in Japanese. PLoS One 6：e19641, 2011
15) Urano T, Shiraki M, Yagi H, et al：GPR98/Gpr98 gene is involved in the regulation of human and mouse bone mineral density. J Clin Endocrinol Metab 97：E565-574, 2012
16) Kinoshita H, Nakagawa K, Narusawa K, et al：A functional single nucleotide polymorphism in the vitamin-K-dependent gamma-glutamyl carboxylase gene (Arg325Gln) is associated with bone mineral density in elderly Japanese women. Bone 40：451-456, 2007
17) Shiraki M, Urano T, Kuroda T, et al：The synergistic effect of bone mineral density and methylenetetrahydrofolate reductase (MTHFR) polmorphism (C677T) on fractures. J Bone

　　Miner Metab 26：595-602, 2008

18）Urano T, Shiraki M, Saito M, et al：Polymorphism of SLC25A32, the folate transporter gene, is associated with plasma folate levels and bone fractures in Japanese postmenopausal women. Geriatr Gerontol Int 14：942-946, 2014

19）骨粗鬆症の予防と治療ガイドライン作成委員会：骨粗鬆症の予防と治療ガイドライン 2015 年版．ライフサイエンス出版，東京，2015

20）公益財団法人かずさ DNA 研究所：骨形成不全症遺伝子検査 https://www.kazusa.or.jp/genetest/index.html〔閲覧：2022 年 4 月〕

（東　浩太郎／井上　聡）

骨代謝マーカー論文の思い出

　私達は，1993年に和歌山県Ｔ町住民において40〜79歳の男女各年代50人ずつをランダムサンプルさせていただき，その方々にDXAで骨密度を測定するとともに，血清および尿骨代謝マーカーを測定させていただいた。この結果をもとに3年間の追跡調査を実施し，地域住民における骨代謝マーカーがその後の骨量減少を予測するかどうかについて検討した[1]。この論文は骨代謝マーカーと骨密度の関連を世界的にも早期の段階で発表し得たものだと自分では思っているが，論文アクセプトまでには大変苦労した。このコラムではそのときの査読者とのやり取りがとても印象に残っているので，思い出話として書かせていただきたいと思う。

　Ｔ町スタディでは，町の方々のご協力を得て，血清ALP，bone Gla protein（BGP/OC），carboxyterminal peptide of type I procollagen（P1CP），cross-linked carboxyterminal telopeptide region of type I collagen（1CTP），尿pyridinoline（PYD），deoxypyridinoline（DPD）を測定させていただいた（骨代謝マーカーの名称は掲載当時のものをそのまま用いている）。まず骨代謝マーカー値の性，年代別の分布をみて，いずれの骨代謝マーカーにおいても高齢になるに従ってこれらの数値が高いことを示し，男性のPYD値，女性のBGP値がその後3年間の腰椎骨密度変化率と有意に関連していること，大腿骨頚部の変化率とはいずれも関連がないことを示した[1]。

　この論文を書き上げたとき，私の調べた限りでは骨代謝マーカーと骨密度変化率の論文はまだなかったのですっかり鼻息が荒くなった私は，「よっしゃ！これはまず〇〇誌にトライや！まっとれ〇〇！アクセプトまで行ったるでえ！」（雑誌名は伏す。別に隠すこともないが私の心のトラウマのため）と航空便速達（当時はメール投稿無し）で気合いとともに投稿した。結果は一発リジェクト！私の鼻息も一気にしぼんでしょぼんであった。今では打たれ弱い自分の心をよく知っているので，リジェクトの場合は査読コメントをろくに読まないが（若い先生方は真似してはいけないと思う），その頃はまだ駆け出し，心も今よりは図太かったのでコメントも勉強のうちと真剣にレビュワーのコメントを読んだところ，Discussionが超まずかったことがわかった。すなわち，私は高齢者になっても骨代謝マーカー値が高いことから，骨代謝回転は高齢者でも下がっていないことについて考察した。その当時は骨粗鬆症は1型（閉経後骨粗鬆症），2型（高齢者骨粗鬆症）

という分類がなされており，1型は高骨代謝回転，2型は低骨代謝回転であるとなされていた。私は Discussion で，「こんな分類はうそっぱちや！骨粗鬆症に1型も2型もない！骨粗鬆症では骨代謝回転はすべて亢進している！」とものすごくつたない英語力のため婉曲のかけらもなく超ストレートに物言っていた。その当時の分類を提唱したとても偉い先生のお名前を名指し。何の実績もない日本の1研究者からこんな上から目線で分け方間違っておる！と偉そうに言われればそりゃレビュワーだってカチンと来る。レビュワーのコメントはこの部分に集中しており，こんなこと，こんなちっちゃい研究結果からようそこまで言い切るね！みたいな呆れコメントばかりであった。一発リジェクト納得である。結局論文は共同研究者の Cyrus Cooper 先生（現 IOF 理事長）の英語の直しを受けられたおかげで理解しやすく温和な表現となり，その後，Calcified Tissue International に掲載された。

　でも，今，研究者となって 30 年以上が過ぎ，「骨粗鬆症に1型も2型もない！そんな分類はうそっぱちや！」と書いた自分の無鉄砲さが懐かしく，また羨ましくもある。周りの空気も読めるようになり，英語力がちょっと上がり，英文校正の会社も利用できるようになった今，あのような解析した結果の熱と興奮をそのまま叩きつけるような Discussion を書けるだろうかと思う。実際，今，骨粗鬆症の分類1型，2型なんて誰も言わないだろう。あんな分類，うそっぱちだったのだ。「○○雑誌，みたか！あのときのレビュワー出てこいや！」いやいや，いけないいけない，まだ結構無鉄砲が残っていた。熱情を叩きつけるような Discussion もまだ書けるような気がしてきた。

　このように骨代謝マーカーが広く知れ渡ったおかげで，骨代謝回転についての理解が深まった。マーカーはこのような疾病分類までも変えるほどのインパクトがあったという思い出話であった。

●文献

1) Yoshimura N, Hashimoto T, Sakata K, et al：Biochemical markers of bone turnover and bone loss at the lumbar spine and femoral neck. The Taiji study. Calcif Tissue Int 65：198-202, 1999

（吉村典子）

Chapter 3

骨代謝マーカーの測定方法と測定時の注意点

Q7　骨代謝マーカーはどのように測定するのですか？

A7　骨粗鬆症診療において汎用される骨代謝マーカー，および骨代謝関連検査項目測定の中心は免疫測定法を利用した全自動免疫測定装置であり，登録衛生検査所（検査センター）を中心に医療施設の検査室への導入が進む。海外では，国際臨床化学連合（IFCC），国際骨粗鬆症財団（IOF）合同で国際的なハーモナイゼーションの取り組みが行われている。

●キーワード　骨形成マーカー，骨吸収マーカー，骨マトリックス関連マーカー，免疫測定法，全自動免疫測定システム

解説

骨代謝マーカーおよび骨代謝関連検査項目における測定法

　複雑なマトリックスである生体試料中の微量な骨代謝マーカーや骨代謝関連検査項目を正確，精密かつ再現性よく測定し，分析することにより，骨代謝性疾患において<u>骨代謝回転の評価，病型の分類，治療効果の判定を可能にするだけでなく，治療法の開発に有用な情報を提供することが可能である</u>。近年，骨代謝マーカー測定における分析法の開発は目覚ましく，特に<u>免疫反応（抗原・抗体反応）を利用した分析が種々の骨代謝マーカー測定法の中心となっている</u>。骨代謝マーカーおよび骨代謝関連検査項目で汎用されている免疫測定法には，ラジオイムノアッセイ法（radioimmunoassay：RIA），酵素免疫測定法（enzyme immunoassay：EIA または ELISA），化学発光免疫測定法（chemiluminescence immunoassay：CLIA），化学発光酵素免疫測定法（chemiluminescence enzyme immunoassay：CLEIA），蛍光酵素免疫測定法（fluorescence enzyme immunoassay：FEIA），電気化学発光免疫測定法（electro chemiluminescence immunoassay：ECLIA）などがある（**表 1**）[1)-3)]。

　なお，EIA は，酵素結合免疫吸着測定法（enzyme-linked immunosorbent assay：ELISA）と表記されることもあるが，測定方法の略語として EIA が用いられることが多いため，本稿では EIA に表記を統一する。

表1 骨粗鬆症診療における骨代謝マーカーおよび骨代謝関連検査項目の主な測定方法(骨粗鬆症診療で保険適用が可能な検査項目)

骨代謝マーカーおよび骨代謝関連検査項目	測定方法
骨形成マーカー	
骨型アルカリホスファターゼ (BAP)	CLEIA
インタクト I 型プロコラーゲン -N- プロペプチド (Intact P1NP)	RIA
トータル I 型プロコラーゲン -N- プロペプチド (total P1NP)	ECLIA
骨吸収マーカー	
デオキシピリジノリン(DPD)	EIA
血清 I 型コラーゲン架橋N-テロペプチド (sNTX)	EIA
尿中 I 型コラーゲン架橋N-テロペプチド (uNTX)	CLEIA
血清 I 型コラーゲン架橋C-テロペプチド (sCTX)	ECLIA
尿中 I 型コラーゲン架橋C-テロペプチド (uCTX)	EIA
酒石酸抵抗性酸ホスファターゼ-5b (TRACP-5b)	EIA
骨マトリックス(基質)関連マーカー	
低カルボキシル化オステオカルシン(ucOC)	ECLIA
骨代謝関連検査項目	
25- ヒドロキシビタミン D 〔25(OH)D〕	CLIA, CLEIA, ECLIA
インタクト副甲状腺ホルモン (PTH-intact)	ECLIA
副甲状腺ホルモン (whole PTH)	CLEIA, ECLIA
カルシトニン	ECLIA

(著者作成)

Chap
3
Q7

①ラジオイムノアッセイ法(RIA)

抗体に対して放射性同位元素(radioisotope:RI)で標識した抗原と,検体中の非標識抗原を競合的に反応させ,抗体と結合した標識抗原(結合型:Bound)と抗体と結合していない標識抗原(遊離型:Free)を分離し,その割合から検体中の非標識抗原の濃度を算出する方法である。結合型と遊離型の分離方法(B/F 分離)として,抗体を固層化しておく固層法,抗原抗体複合体に第2抗体を結合させて沈殿させる2抗体法などがある(図1)。RI を使用することにより非常に高感度の検出が可能である一方,ラジオアイソトープ管理区域内での使用が義務付けられている。また,一般的に一次抗体や抗原を固層化させた EIA プレートや汎用の試験管を用いた用手法による測定となる。P1NP, Intact P1NP, 1CTP の測定キットは本法を用いて測定されている。

②酵素免疫測定法(EIA)

　EIA 用の 96-well プレートに固層化させた一次抗体に対して抗原を反応させた後，酵素標識した二次抗体を抗原に反応させ，発色基質を加えることで酵素活性から対象の濃度を測定する方法である(図2)。TRACP-5b，DPD, sNTX, uCTX およびペントシジンなどの測定キットは本法を用いて測定されている。なお，TRACP-5b は抗原自身が酵素活性を有するため，酵素標識した二次抗体を介することなく TRACP-5b の酵素活性から対象の濃度を測定する。マイクロプレートリーダーを用いた用手法による測定も可能だが，多検体処理を行う施設では全自動 EIA 測定システムによる自動測定が主流である。

③蛍光酵素免疫測定法(FEIA)

　EIA 法の1つで，酵素で標識した抗原または抗体を用いて抗原抗体反応を行わせ，蛍光基質を加えることで蛍光強度から対象の濃度を測定する方法である(図2)。OC の測定キットは本法を用いて測定されている。

④化学発光酵素免疫測定法(CLEIA)

　固層化させた一次抗体に対して抗原を反応させた後，酵素標識した二次

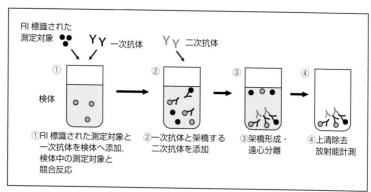

図1　RIA 法の模式図（2 抗体法）

(著者作成)

抗体を抗原に反応させ、化学発光基質を加えることで発光強度から対象の濃度を測定する方法である（図2）。BAP, DPD, および uNTX 測定試薬は本法を用いて測定され，全自動化学発光免疫測定装置により短時間での測定が可能である。なお，BAP は同様抗原自身が酵素活性を有することから，酵素標識した二次抗体を介することなく化学発光基質と BAP の酵素反応から対象の濃度を測定の後，蛋白量に換算して測定する。CLEIA 法は簡便，かつ高精度な骨代謝マーカー測定法として利用される[4)5)]。

⑤電気化学発光免疫測定法（ECLIA）

抗体を結合したビーズを用いて抗原と反応させた後，ルテニウムピリジン錯体で標識した二次抗体を抗原に反応させ，電気化学反応によるルテニウムピリジン錯体の発光強度から対象の濃度を測定する方法である（図3）。OC, total P1NP, sCTX および ucOC 測定試薬は本法を用いて測定され，全自動電気化学発光免疫測定装置により短時間での測定が可能である。CLEIA 法と同様，簡便かつ高精度な骨代謝マーカー測定法として利用される。

骨代謝マーカー測定における施設間差と国際的ハーモナイゼーション

骨粗鬆症診療において保険適用となり，臨床検査項目として汎用されて

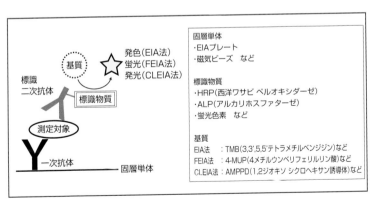

図2 一般的な EIA 法 /FEIA 法 /CLEIA 法の模式図

(著者作成)

いる骨代謝マーカーおよび骨代謝関連検査項目測定の中心は，免疫測定法を利用した全自動免疫測定装置である。これらは迅速・簡便な検査法が確立され，登録衛生検査所(検査センター)を中心に病院などの医療施設の検査室への導入も進んでいる。一方，各種全自動免疫測定装置については，測定法で用いられている抗体や標準物質の違い，あるいは標識物質の違いによりメーカー間や施設間で生じる測定値の差異が問題になっている。国内においては，用手法による測定方法も含めて複数のメーカーが製造・販売を行っていないこと，保険適用となっているため基準値が統一されていること，さらには本委員会指導でメーカー独自の精度管理サーベイランスが実施されていることなどにより，各施設間での測定値の差異は是正されている[6]。

なお，25-ヒドロキシビタミン(25-hydroxyvitamin D：25(OH)D)については，現在 CLEIA, ECLIA および CLIA を用いた全自動免疫測定装置による全自動免疫測定システムが中心となっており，どのシステムにおいても短時間で高精度に測定できるようになった[3]。そこで日本臨床化学会栄養専門委員会によって国内で利用可能な6つの全自動免疫測定システム測定値の標準化作業が行われたが，現在のところ標準化は不十分であると報告されている[7]。報告では国内の製造(または販売)メーカーは，その測定

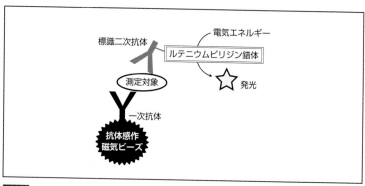

図3　一般的な ECLIA 法の模式図

(著者作成)

値 が 米 国 国 立 標 準 技 術 研 究 所（National Institute of Standards and Technology：NIST）が 提 供 す る Standard Reference Material 972a（SRM972a）の値に一層近似するよう品質保証戦略を実施すべきであると結論付けており，日本骨粗鬆症学会としても対応を考慮したい。

　国外での骨代謝マーカー測定の動向に目を向けると，海外では複数のメーカーによって同一項目の製造・販売が行われている。各社の自動免疫測定装置や施設間差，加えて国別の差が大きいことから，<u>国際臨床化学連合（International Federation of Clinical Chemistry and Laboratory Medicine：IFCC），国際骨粗鬆症財団（International Osteoporosis Foundation：IOF）合同で国際的なハーモナイゼーションの取り組みが行われている</u>[8)9)]。現在，骨代謝マーカーとしては骨形成マーカーであるP1NPと骨吸収マーカーであるsCTX，その他骨代謝関連検査項目としては副甲状腺ホルモン（parathyroid hormone：PTH）および25(OH)Dについてハーモナイゼーションの取り組みが行われている。

　2021年のIFCC-IOF合同委員会の報告では，ギリシャ，デンマーク，ベルギー，英国の4カ国による骨粗鬆症患者796人のsCTX測定値に関するハーモナイゼーション検討が報告された[10)]。各社自動免疫測定装置による測定結果からsCTXの相関係数を算出した結果，各国の検査施設，特に検査施設間のばらつきが大きく，sCTXのハーモナイゼーションには依然時間を要することが示唆された。また，特に血清サンプルにおける測定法，測定施設間のばらつきが大きいことが示唆され，引き続きIFCC-IOF合同でsCTXの国際的ハーモナイゼーションに向けた取り組みを行うことが期待された。

　これを受けて，IFCC-IOF合同委員会ではsCTXのハーモナイゼーションが達成されるまで，①血清検体の長期保存は測定値のばらつきが発生する可能性があるとして，血清ではなくエチレンジアミン四酢酸（ethylenediaminetetraacetic acid：EDTA）血漿を用いること，②測定法は同一の測定法，測定試薬にて実施すること，③特に大規模の薬理試験等では長期間サンプルが保管される可能性から研究目的として測定すること，④患者の治療効果の確認では同一検体種，同一方法で行うことなどを推奨している。

　<u>各種検査項目のハーモナイゼーションが行われれば，骨代謝マーカー・</u>

骨代謝関連検査を介して異なる治療薬の性能比較や，同じ治療薬について実施された複数国・各種測定法における臨床試験の成果を統合したメタ解析が可能となる。さらには，骨粗鬆症治療におけるアドヒアランス向上にも大きく寄与できることが期待されることから，各種骨代謝マーカーにおける国際的なハーモナイゼーションの達成は大きな課題といえる[11]。

●文献

1) 三浦雅一，佐藤友紀：骨代謝マーカー update. 日本骨粗鬆症学会雑誌 4：453-459, 2018
2) 三浦雅一，佐藤友紀：骨粗鬆症の薬物治療における骨代謝マーカー測定の意義. YAKUGAKU ZASSHI 139：27-33, 2019
3) 三浦雅一，佐藤友紀：骨粗鬆症の診断と治療における 25- ヒドロキシビタミン D 測定の意義. 日本骨粗鬆症学会雑誌 2：375-381, 2016
4) Cavalier E, Souberbielle JC, Gadisseur R, et al：Inter-method variability in bone alkaline phosphatase measurement: clinical impact on the management of dialysis patients. Clin Biochem 47：1227-1230, 2014
5) FDA. 510(k) clearance of the Beckman-Coulter Access Ostase (Reference K994278) [13-11-2013.Ref Type: Internet Communication], 2000
6) 三浦雅一. 骨代謝マーカー測定の現状. Osteoporosis Jpn 20：166-170, 2012
7) Ihara H, Kiuchi S, Ishige T, et al：Surveillance evaluation of the standardization of assay values for serum total 25-hydroxyvitamin D concentration in Japan. Ann Clin Biochem 55：647-656, 2018
8) Vasikaran S, Eastell R, Bruyère O, et al：Markers of bone turnover for the prediction of fracture risk and monitoring of osteoporosis treatment: a need for international reference standards. Osteoporos Int 22：391-420, 2011
9) Cavalier E, Eastell R, Jørgensen NR, et al：A Multicenter Study to Evaluate Harmonization of Assays for C-Terminal Telopeptides of Type I Collagen (ß-CTX): A Report from the IFCC-IOF Committee for Bone Metabolism (C-BM). Calcif Tissue Int 108：785-797, 2021
10) Bhattoa HP, Cavalier E, Eastell R, et al：Analytical considerations and plans to standardize or harmonize assays for the reference bone turnover markers PINP and β-CTX in blood. Clin Chim Acta 515：16-20, 2021
11) Vasikaran SD, Miura M, Pikner R, et al：Practical Considerations for the Clinical Application of Bone Turnover Markers in Osteoporosis. Calcif Tissue Int. doi：10.1007/s00223-021-00930-4, 2021

（菊地　渉／三浦雅一）

Q8 骨代謝マーカーのピットフォールはありますか？

A8 骨代謝マーカーの測定は簡便でどの施設でも行えるため，実臨床において幅広く活用されている。しかし，測定に伴い留意すべき点があり，一部の症例では結果の解釈に難渋する。

● **キーワード** ピットフォール，併存疾患，基礎疾患，食事，運動，日内変動，季節性変化，基準値，MSC，休薬後，逐次療法

解説

　近年，多くの骨粗鬆症治療薬が開発され，良好な臨床成績が報告されている。しかし，実臨床における薬物治療開始1年後の治療継続率は約25～70％程度に過ぎなかったとの報告もあり，特に治療継続率に関しては改善の余地がある[1)2)]。治療のモニタリングが可能な検査として，骨生検や骨密度検査，骨代謝マーカーなどがあるが，最も簡便に，どの施設でも行うことのできる検査は骨代謝マーカーである。また，治療モニタリング以外にも，骨粗鬆症の病態把握・適切な薬物選択の指針にも有用であり，実臨床において広く使用されている。実際，われわれが行った東京4区を対象とした開業医・勤務医に対する骨粗鬆症診療についてのアンケート調査でも，最も多く利用されている検査は骨代謝マーカーであった[3)]（図1）。

　日常診療では『骨粗鬆症診療における骨代謝マーカーの適正使用ガイド2018年版』に準じて保険診療内で検査を行うことが推奨される。本稿では日常臨床の場において，留意すべきピットフォールについて述べる。

併存疾患・基礎疾患による影響

　骨粗鬆症の好発する高齢患者では常に併存疾患に留意する必要がある。骨代謝マーカーは腎臓や肝臓で代謝されており，腎機能低下・肝機能低下といった病態により測定値が変化する。また，尿中マーカーによる評価は筋肉量減少や腎機能障害のため，クレアチニン排泄量が少なくなり，比較的高値を示すことが多いことにも注意すべきだ。一部の血清マーカーでは

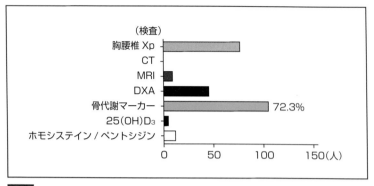

図1 骨粗鬆症診療に対するアンケート調査（複数選択可）

東京4区の医師を対象にした骨粗鬆症診療に対するアンケート調査では，最も多く利用されている検査は骨代謝マーカーであった。

（文献3より改変引用）

腎機能低下の際は血清中に蓄積するため，結果の解釈に注意を要する。なお，酒石酸抵抗性酸ホスファターゼ-5b(TRACP-5b)，インタクトⅠ型プロコラーゲン-N-プロペプチド(Intact P1NP)，骨型アルカリホスファターゼ(BAP)などは腎機能の影響は少ないが，Ⅰ型コラーゲン架橋N-テロペプチド(NTX)，Ⅰ型コラーゲン架橋C-テロペプチド(CTX)，デオキシピリジノリン(DPD)，オステオカルシン(OC)，トータルⅠ型プロコラーゲン-N-プロペプチド(total P1NP)は慢性腎臓病(chronic kidney disease：CKD)ステージ3以上では測定値に影響が出る[4)5)]（**表1**）。また，P1NPは主に肝臓で代謝されるため，肝機能障害では高値を示す場合がある。これらを理解したうえで，患者の基礎疾患に合わせて適切なマーカーを選択することが推奨される。

　上記以外にも，すべての骨代謝マーカーに共通する注意すべき状態として，「骨折受傷後24時間以降や骨転移の状態」が挙げられ，これらの状態では，骨代謝マーカーが高値を示す（**Chapter 6：Q28** 参照）。その他にも，続発性骨粗鬆症においては原疾患の病態生理を理解して結果を解釈する必要がある（**Chapter 6：Q28** 参照）。

表1 骨代謝マーカーの腎機能に対する影響の有無

マーカー	腎機能低下の影響
骨形成マーカー	
OC	＋
BAP	－
Intact P1NP	－
total P1NP	＋
骨吸収マーカー	
PYD	＋
DPD	＋
NTX	＋
CTX	＋
TRACP-5b	－
骨マトリックス(基質)関連マーカー	
ucOC	＋
ペントシジン	＋
ホモシステイン	＋

腎機能低下：CKD ステージ 3 以上。＋：影響を受けやすい，－：影響を受けにくい。

(文献 4 より引用)

Chap
3
Q8

食事・運動・日内変動・季節性変化

　骨代謝マーカーは日内変動を呈し，基本的に朝が高値で午後は低下する。しかし，その程度は個人差があり，食事・運動・糖代謝などの影響を受けているため，マーカーによっても変動幅がある。例えば，強負荷の運動は骨吸収マーカーを低下させ，骨形成マーカーを上昇させる。また，食後には多くの骨代謝マーカーは低下する。特に CTX などの骨吸収マーカーは20 〜 40％に低下するため，日内変動が大きく注意が必要である[6]。一方で，BAP，P1NP，TRACP-5b などの血清マーカーは日内変動が比較的少ない[7]。また，季節による影響も受け，冬季に骨リモデリングが高くなると報告されており，閉経前女性で影響が出やすい。また，日本人基準値の多くは，早朝空腹時に採血・採尿した検体により得られたデータである。そのため，早朝空腹時に測定することが原則であるが，<u>日常診療においては最低限，決まった時間(早朝・午前中など)に検査を行うことで測定値の変動を減らすことができ，縦断的な検討が可能である。</u>

表2 骨代謝マーカーの基準値・最小有意変化（MSC）

骨形成マーカー（単位）[測定法]	基準値			MSC (%)
	男性	女性（閉経前）	女性（閉経後）	
BAP（μg/L）[CLEIA]	3.7-20.9	2.9-14.5	3.8-22.6	9
Intact P1NP（μg/L）[RIA]	19.0-83.5	14.9-68.8	27.0-109.3	12.1
total P1NP（μg/L）[ECLIA]	18.1-74.1	16.8-70.1	26.4-98.2	14.4
骨吸収マーカー				
DPD（nmol/mmol·Cr）[EIA]	2.0-5.6	2.8-7.6	3.3-13.1	23.5
sNTX（nmol BCE/L）[EIA]	9.5-17.7	7.5-16.5	10.7-24.0	16.3
uNTX（nmol BCE/mmol·Cr）[CLEIA]	13.0-66.2	9.3-54.3	14.3-89.0	27.3
sCTX（ng/mL）[ECLIA]	−	0.112-0.738	−	23.2
uCTX（μg/mmol·Cr）[EIA]	−	40.3-301.4	−	23.5
TRACP-5b（mU/dL）[EIA]	170-590	120-420 (YAM)	250-760	12.4
骨マトリックス（基質）関連マーカー				
ucOC（ng/mL）[ECLIA]	4.5未満（カットオフ値）			32.2

（文献4, 8より著者作成）

基準値と最小有意変化の解釈・限界

　他の生化学検査と同様に基準値を参考に骨代謝マーカーの結果を解釈する必要があるが，年齢・閉経など，さまざまな影響により値が変化する骨代謝マーカーの基準値は1つではない。一般的には健常男性・健常閉経前および閉経後女性のそれぞれカテゴリーで基準値が設定されている（**表2**）[4)8]。また，薬物療法のモニタリングで測定する際は，基準値以外にも最小有意変化（minimum significant change：MSC）を確認することが有用である。治療の有効性を患者に説明できるほか，MSC値を満たさない場合には，まず服薬状況を再確認することによりアドヒアランスの向上が期待される。しかし，骨代謝マーカーの変動が少ない薬剤（活性型ビタミンD_3薬・カルシウム薬など）では評価は困難である点は例外として覚えておく必要がある。上記のように詳細な基準値・MSCが設定されているものの，限界もある。例えば，生活習慣病なども検討すると，「健常」の定義が難しい場合も多く，また，閉経前・閉経後といっても，閉経後何年経過しているかにより骨代謝の動態も異なり，参考にしづらい早期閉経などの症例もある。また，80歳以上の高齢者や，10〜30歳代の青年期（女性アスリートや妊娠・授乳関連骨粗鬆症を含む）に対する基準値はほぼない。内閣府の

報告によると，75歳以上の後期高齢者は13.3％と報告されており，今後も高齢化率が進むことが推計されている。実際，明確な基準値のない80歳以上の高齢者を診療することは頻繁にあり，結果の解釈に難渋する。その他にも，逐次療法や続発性骨粗鬆症に対する結果などは上記基準値を用いた判断は困難である。実臨床では多種多様なケースが存在し，基準値・MSCを参考にしながら，それぞれの病態生理に合わせた解釈が必要となる。

ベースライン値が不明な治療継続症例・休薬後の症例・逐次療法時

　多くの骨代謝マーカーは，初回治療開始時において科学的妥当性・有用性が検討されてきた。したがって，初回治療開始時以外における骨代謝マーカーの検討は十分とは言えない。いずれにせよ，状況に合わせてさまざまな知識が求められる。例えば，前医で治療が開始されており，骨代謝マーカーのベースライン値が不明である場合，多くの薬剤で明確な指標がない。しかし，経口ビスホスホネート薬を3カ月以上内服している場合にはCTX・P1NPが閉経前基準値よりも低ければ，骨吸収の抑制効果が出ていると判断することができると報告されており，検討の余地はあると考える[6]。また，薬物療法を中止した際の骨代謝の変動は薬剤ごとに異なり，注意を要する。例えば，ビスホスホネート薬の影響は休薬後数カ月にわたり残存し，骨代謝マーカーは低値を示す。また，比較的長期間の抗RANKLモノクローナル抗体治療を中止した症例は最終投薬後9カ月頃より急激な骨代謝マーカーの上昇を示す場合があり，そのような症例では急速な骨密度低下ならびに骨折リスクが高くなっていることは覚えておくべきである[9)10]（図2）。上記に伴い，ビスホスホネート薬や抗RANKLモノクローナル抗体から逐次療法に移行した際は，初回投薬における患者とは異なった骨代謝マーカーの推移を前治療薬に準じて示す[11)12]。

妊娠・授乳関連骨粗鬆症

　妊娠・授乳関連骨粗鬆症は妊娠後期や産褥期に発症する比較的稀な疾患であり，骨代謝マーカーを含めて不明な点も多い。妊娠・授乳関連骨粗鬆症は100万人に5人程度と報告されており[13]，稀に骨折を起こす。骨折を起こした際の治療は，断乳と十分なカルシウム（Ca）補充を中心とした栄養療法が推奨される[14]。現時点で明確な診断基準はないが，初期の診

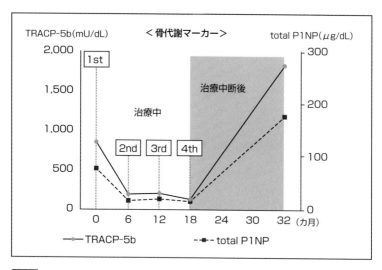

図2 抗 RANKL モノクローナル抗体治療中断後に著明な骨代謝マーカー高値を示した症例

(文献9より著者作成)

断能力や被曝の観点から MRI が有用である。出産を目的に受診した患者の検討では，出産前に比して出産後は骨代謝回転が亢進しており（TRACP-5b，uNTX，BAP，P1NP），完全母乳で授乳していた場合はミルクを用いて授乳していた場合と比して骨吸収マーカー（TRACP-5b，uNTX）のみ亢進していることが報告されている[15]。妊娠前後では被曝の観点から画像検査がためらわれる場面もあり，骨代謝マーカーのさらなる検討が期待される。

実臨床でのピットフォール事例（自覚症状のない新規椎体骨折）
〔症例〕（自験例）

72歳女性，診断：閉経後骨粗鬆症，骨折歴：なし，治療薬：選択的エストロゲン受容体モジュレーター（SERM）・活性型ビタミン D_3 薬

初回治療後6カ月後に骨吸収マーカー（TRACP-5b）を測定したところ，本来であれば低下しているはずの値が上昇していた（ベースライン：550

mU/dL→治療開始6カ月後：706 mU/dL）。腰椎X線検査や内分泌疾患含め精査したが，大きな異常は認めなかった。また，服薬状況も良好で骨密度検査では腰椎BMDも上昇していた（ベースライン：0.698 g/cm^2→6カ月後：0.708 g/cm^2）。本人に腰痛などの自覚症状はなかったが，念のためCT検査を行ったところ，第3腰椎にGrade 1（SQ法）の椎体骨折を新たに認めており，SERMでは効果不十分と考え，本人と相談し抗RANKLモノクローナル抗体による治療に変更した。再度詳細に問診を取ると，1カ月前に転倒していたが症状は改善しているとのことであった。本症例ではX線検査での骨折同定は困難であったため，骨代謝マーカーが診断の一助になったと考えている。このような症例は自覚症状がなくても通常の骨折と同じく，骨代謝マーカーが上昇する。本症例のようなイレギュラーな症例に対する明確な判別基準はなく，個々の症例に合わせた結果の解釈が必要である。

●文献

1) Cheng L, Durden E, Limone B, et al：Persistance and Compliance with Osteroporosis Therapies Among Women in a Commercially Insured Population in the United States. J Manag care Spec Pharm 21：824-833, 2015

2) Kishimoto H, Maehara M：Compliance and persistence with daily, weekly, and monthly bisphosphonates for osteoporosis in Japan: analysis of data from the CISA. Arch Osteoporos 10：231, 2015

3) 永井隆士，黒田拓馬，坂本和歌子，他：骨粗鬆症治療に関する意識調査―仮想症例を用いた，アンケート結果―. 昭和学士会誌 76：469-479, 2016

4) 日本骨粗鬆症学会 骨代謝マーカー検討委員会（編）：骨粗鬆症診療における骨代謝マーカーの適正使用ガイド 2018年版. ライフサイエンス出版，東京，2018

5) Salam S, Gallagher Orla, Gossiel Fatma, et al：Diagnostic Accuracy of Biomarkers and Imaging for Bone Turnover in Renal Osteodystrophy. J Am Soc Nephrol 29：1557-1565, 2018

6) Lorentzon M, Branco J, Brandi ML, et al：Algorithm for the Use of Biochemical Markers of Bone Turnover in the Diagnosis, Assessment and Follow-Up of Treatment for Osteoporosis. Adv Ther 36：2811-2824, 2019

7) Clowes JA, Hannon RA, Yap TS, et al：Effect of feeding on bone turnover markers and its impact on biological variability of measurements. Bone 30：886-890, 2002

8) Nishizawa Y, Ohta H, Miura M, et al：Guidelines for the use of bone metabolic markers in the diagnosis and treatment of osteoporosis (2012 edition). J Bone Miner Metab 31：1-15, 2013

9) Tsourdi E, Zillikens MC, Meier C, et al：Fracture risk and management of discontinuation of denosumab therapy: a systematic review and position statement by ECTS. J Clin Endocrinol Metab 106：264-281, 2021

10) Tsuchiya K, Ishikawa K, Tani S, et al：Analysis of three-dimensional bone mineral density and bone strength measured by quantitative computed tomography following denosumab discontinuation in a patient with postmenopausal osteoporosis. Clin Interv Aging 14：1445-

Chap **3** Q8

1450, 2019

11) Tsuchiya K, Ishikawa K, Kudo Y, et al：Analysis of the subsequent treatment of osteoporosis by transitioning from bisphosphonates to denosumab, using quantitative computed tomography：A prospective cohort study. Bone Rep 14：101090, 2021

12) Ebina K, Tsuboi H, Nagayama Y, et al：Effects of prior osteoporosis treatment on 12-month treatment response of romosozumab in patients with postmenopausal osteoporosis. Joint Bone Spine 88：105219, 2021

13) Smith R, Stevenson JC, Winearls CG, et al：Osteoporosis of pregnancy. Lancet 1：1178-1180, 1985

14) 石川紘司，永井隆士，黒田拓馬，他：妊娠・授乳関連骨粗鬆症の骨折後の治療. Clinical Calcium 29：78-84, 2019

15) Miyamoto T, Miyakoshi K, Sato Y, et al：Changes in bone metabolic profile associated with pregnancy or lactation. Sci Rep 9：1-13, 2019

（石川紘司）

Q9 骨代謝マーカーはどのように使い分けて
測定したらよいですか？

A9 骨粗鬆症発生予測を目的とした骨代謝マーカーの使用においては，少なくとも女性においてはエビデンスがあり，骨形成マーカーから１つ，骨吸収マーカーから１つを選ぶのがよいと考える。骨粗鬆症による骨折，骨量減少予測を目的とした骨代謝マーカーの使用については，まだ一貫したエビデンスはない。ビタミンＤについては骨代謝マーカーではないが，女性の骨粗鬆症発生を予測しうるとの報告があり，測定を考慮してもよいと考える。

● **キーワード** 骨粗鬆症の発生，骨粗鬆症による骨折リスク判定，骨量減少予測

解説

　骨代謝マーカーは，骨芽細胞関与の骨形成マーカー，破骨細胞関与の骨吸収マーカー，および骨質に関与する骨マトリックス関連マーカーの３つに大別される。骨粗鬆症診療に用いられている骨代謝マーカーは，骨形成マーカーでは骨型アルカリホスファターゼ(BAP)，Ｉ型プロコラーゲン-N-プロペプチド(P1NP)，骨吸収マーカーでは，尿デオキシピリジノリン(DPD)，尿および血清Ｉ型コラーゲン架橋 N- テロペプチド(NTX)，Ｉ型コラーゲン架橋 C- テロペプチド(CTX)，酒石酸抵抗性酸ホスファターゼ -5b(TRACP-5b)，さらに骨マトリックス関連マーカーとして低カルボキシル化オステオカルシン(ucOC)が挙げられる。さらに尿ペントシジン，血清ホモシステインなども骨マトリックス関連マーカーに加えられる。現在骨代謝マーカーは種類も適応も拡大され，骨粗鬆症臨床においては，その重要性はすでに確立しているといえる。骨粗鬆症臨床の場では，骨代謝マーカーは薬剤選定や，治療効果のモニタリングなどを目的として測定され，骨粗鬆症治療に大いに貢献している。

　しかし骨代謝マーカーの測定を骨粗鬆症実臨床の場から，まだ骨粗鬆症には及んでいない状態の患者や，一次予防の現場にまで広げたとき，骨粗鬆症マーカーの測定やその使い分けは急に足元が頼りなくなる。なぜなら

それらについて解説したガイドはほとんどないのが実情であるからだ。

　そこで，本稿は著者らが過去に行った住民調査の結果から，骨代謝マーカーの骨粗鬆症発生の予測因子としてのエビデンス[1]を中心として，骨粗鬆症骨折や骨量減少の予測を目的としたときの骨代謝マーカー測定の意義と使い分けについて報告する。

骨粗鬆症発生予測目的の骨代謝マーカーの使い分け

　和歌山県太平洋岸に位置するT町では，1992年の住民台帳に基づき40～79歳の全住民2,261人（男1,028人，女1,233人）を対象にコホートを設定し，125項目からなる生活習慣調査を行い（ベースライン調査），総合的健康管理を行っている[2)3)]。この集団から男女40～79歳の男女各年代50人，計400人を無作為に選び，1993年DXAによる腰椎L2-4，大腿骨頚部の骨密度調査を行うとともに，血清サンプルにてBAP，P1NP，CTX，NTXを，尿サンプルにてDPDを測定した。対象者はその後3，7，10年後に同機種のDXAで同一の観察者が同部位を測定し，最大骨量2.5標準偏差以下とするWHO基準[4)]を用いてベースライン時には骨粗鬆症の範疇になかったが，その後骨粗鬆症と診断された者を骨粗鬆症新発生とした。さらに対象者全員の10年間の死亡，転出の有無についても毎年確認した。

　ベースライン調査参加者400人のうちベースライン時骨代謝マーカー測定に同意したのは399人であった。そのうち，初回，3，7，10年後のすべての調査に参加した307人（76.8％：男147人，女160人）を本調査の対象とした。

　ベースライン調査参加者の腰椎L2-4における骨粗鬆症の発生率は，男性で23.8/10,000人年，女性で176.0/10,000人年であった。同様に大腿骨頚部における骨粗鬆症発生率は，男女それぞれ17.1/10,000人年，114.5/10,000人年であった。観察期間中の腰椎L2-4における骨粗鬆症の発生の有無を目的変数とし，ベースライン調査時測定の骨代謝マーカー値を説明変数としてCoxの比例ハザードモデルで年齢，体重および女性には月経状況（有経，閉経）を調整した解析結果を表1に示す。大腿骨頚部の骨粗鬆症発生については，いずれの骨代謝マーカーも有意な関連を認めることができなかったが，腰椎における骨粗鬆症発生については，男性ではP1NP，女性においてはP1NP，CTX，NTX，DPD値が有意に骨粗鬆症

表1 骨代謝マーカー値とその後 10 年間の骨粗鬆症発生リスク

男性	骨代謝マーカー (ベースライン調査時測定)	対照	骨粗鬆症発生 (腰椎 L2-4)			骨粗鬆症発生 (大腿骨頚部)		
			HR	95%CI	有意差	HR	95%CI	有意差
血清	BAP	+1SD	0.95	0.23-3.93		1.61	0.73-3.59	
	P1NP	+1SD	2.80	1.18-6.63	*	1.09	0.32-3.69	
	CTX	+1SD	2.02	0.76-5.34		1.12	0.31-4.02	
	NTX	+1SD	0.95	0.29-3.08		0.64	0.09-4.54	
尿	DPD	+1SD	2.86	0.78-10.50		1.53	0.63-3.73	

女性	骨代謝マーカー (ベースライン調査時測定)	対照	骨粗鬆症発生 (腰椎 L2-4)			骨粗鬆症発生 (大腿骨頚部)		
			HR	95%CI	有意差	HR	95%CI	有意差
血清	BAP	+1SD	1.46	0.94-2.25	+	1.03	0.65-1.63	
	P1NP	+1SD	1.65	1.11-2.47	*	1.26	0.73-2.18	
	CTX	+1SD	1.80	1.27-2.56	***	1.21	0.76-1.91	
	NTX	+1SD	1.96	1.23-3.13	**	1.13	0.73-1.75	
尿	DPD	+1SD	1.40	1.06-1.84	*	1.23	0.84-1.80	

HR, hazard ratio; CI confidence interval

Hazard ratio は Cox の比例ハザードモデルで年齢，体重，月経状況(女性のみ)を調整して計算した。

+ P<0.1，* P<0.05，** P<0.01，*** P<0.001

Yoshimura N, et al., Biochemical markers of bone turnover as predictors for occurrence of osteoporosis and osteoporotic fractures in men and women: Ten-year follow-up of the Taiji cohort study. 2011, Mod Rheumatol, 21, 608-620, by permission of Oxford University Press.

(文献 1 より改変引用)

発生と関連することがわかった[1]。

　この研究から，骨粗鬆症発生を予測するための骨代謝マーカーについては，男性では P1NP のみが有意であったが，女性においては，P1NP，NTX，CTX，DPD いずれも有意に関連していた。BAP も有意ではないが傾向を認めた。そのため，骨粗鬆症発生予測を目的とした骨代謝マーカーの使用においては，骨形成マーカーとしての P1NP あるいは BAP に加え

て骨吸収マーカーとしての NTX，CTX，DPD のどれか 1 つを選ぶのが
よいのではないかと考える。

骨粗鬆症骨折リスク予測のための骨代謝マーカーの使い分け

　骨代謝マーカーと骨粗鬆症骨折との関連について検討した。この集団の
10 年の追跡において，32 例の骨粗鬆症骨折を同定できた。骨粗鬆症発生
と同様，骨粗鬆症骨折を目的変数とし，ベースライン調査時測定の骨代謝
マーカー値を説明変数として Cox の比例ハザードモデルと用いて解析し
たところ，いずれの骨代謝マーカー値も骨粗鬆症骨折発生と有意な関連を
認めなかった[1]。

　本研究以外にも骨代謝マーカーと骨粗鬆症骨折の関連についての研究は
散見されるが一貫性があるとは言えない。McCloskey らは，骨代謝マーカー
値が骨粗鬆症による骨折を予測するかについて，FRAX®〔(Fracture Risk
Assessment Tool)：将来 10 年以内の骨折リスクを予測計算するツールで
WHO (世界保健機関) が開発した〕のポジションペーパーの中で，「説得力
がない」(less convincing)と述べており，すでに用いられているリスク要
因と独立して骨折を予測しうるかどうかについては，さらに研究の蓄積が
必要だとしている[2]。これらを鑑みると，いまのところは，骨代謝マーカー
は骨折リスクを同定する要因として有力な候補であることは確かである
が，まだエビデンスが十分に集まっていないと結論してよいと思われる。
エビデンス不足ということは関連がないということを意味するのではな
い。骨折の発生率をアウトカムとして，なおかつ骨粗鬆症患者ではない一
般住民を対象とした研究が少ないこと，骨代謝マーカー測定におけるサン
プル採取，測定アッセイの統一などの問題が，メタアナリシスを困難にし
ていることが原因と考えられる。

骨量減少を予測するための骨代謝マーカーの使い分け

　著者らの前述の追跡調査においては，10 年間の腰椎，大腿骨頚部の骨
密度低下率とベースライン調査の骨代謝マーカーとの関連をみたところ，
いずれのマーカーも男女とも骨密度減少率と有意な関連はなかった[1]。そ
の一方，骨代謝マーカーは急速に骨量減少が起こる fast bone losers (骨塩
を急速に失うこと)を同定するのに有益であろうとのレビュー[3]がある。

Iki らは地域在住女性を対象としたコホート追跡調査から，骨代謝マーカーは閉経周辺期の女性の骨量減少を予測しうるが閉経後女性においては関連を認めなかったと述べている[4]。これらを合わせて考えると，骨量減少の予測因子としての骨代謝マーカーについてはまだ一定の結論には至っていないと考えられる。しかし閉経周辺期の fast bone losers の同定の可能性はある。現在までのエビデンスからマーカーの使い分けについて結論は得られないが骨粗鬆症骨折予測にならって，骨形成マーカーから 1 つ，骨吸収マーカーから 1 つを選ぶのがよいのではないかと考える。

その他，考慮すべき骨代謝マーカー

　今回骨代謝マーカーの使い分けにおいて引用した T 町コホート調査が実施されたのは 1993 ～ 2002 年と 20 年以上前のことであり，現在において骨粗鬆症診療上，重要な骨代謝マーカーと考えられている TRACP-5b や骨質マーカーに分類される ucOC，ペントシジン，ホモシステインについては，本コホートの観察時には測定ができなかったため評価できていない。

　現在では，このうち TRACP-5b においては骨吸収マーカーの 1 つとして，骨粗鬆症診療において保険算定が認められている。骨代謝マーカーの適正使用ガイドラインにおいても，TRACP-5b の基準値と最小有意変化（minimum significant change：MSC）が記載されている[5]。このマーカーは食事摂取の影響や，腎機能低下の影響を受けないという利点があり，慢性腎臓病（chronic kidney disease：CKD）併発の骨粗鬆症患者の治療モニタリングにも有用であると考えられている。TRACP-5b の骨粗鬆症発生予測機能については，前述の骨吸収マーカーと少なくとも同等の精度があると考えてよいと思われる。

　次に，ucOC は現在のところ骨粗鬆症診療において保険診療が認められている唯一の骨マトリックス関連マーカーであると言える。しかし今のところ ucOC と骨粗鬆症発生，骨粗鬆症による骨折の発生，骨量減少との関連を解明した報告は少なく，まだ統一した見解に至っていないと考える。骨粗鬆症臨床の場では，治療薬の 1 つとしてビタミン K_2 薬を用いる場合があり，ucOC は治療薬の効果判定の指標として測定されている。

　他の骨マトリックス関連マーカーであるペントシジンは腎疾患，2 型糖尿病，動脈硬化や関節リウマチでの上昇が知られており，糖尿病患者に

おける骨折の予測能があるとの報告があるが，骨粗鬆症発生や骨密度低下についてはまだ一貫した結果が出ていない。ホモシステインについても，循環器疾患や動脈硬化症などでの上昇は報告されているが，骨粗鬆症発生や骨密度低下との関連についてはさらなるエビデンスの集積が必要であると考える。

　2020年4月には原発性骨粗鬆症の患者に対して，薬剤治療方針の選択時に血清25(OH)Dを1回に限り算定できることになった。血清25(OH)Dについては，著者らが2005年に設立した住民コホートROAD追跡調査において，25(OH)D値の1SD高値は腰椎骨粗鬆症のリスクを21%低下(p＝0.304)，大腿骨頚部骨粗鬆症のリスクを30%低下(p＝0.024)させることがわかった。これにより，ビタミンD測定は女性の大腿骨頚部骨粗鬆症を有意に予測しうることがわかった[6]。25(OH)Dは，厳密な意味では骨代謝マーカーに分類できないかもしれないが，治療薬の選定や，治療効果の判定の際に，他の骨代謝マーカーとは異なる機序での指標としての価値があると考えられる。

●文献

1) Yoshimura N, Muraki S, Oka H, et al：Biochemical markers of bone turnover as predictors for occurrence of osteoporosis and osteoporotic fractures in men and women: Ten-year follow-up of the Taiji cohort study. Mod Rheumatol 21：608-620, 2011

2) McCloskey EV, Vasikaran S, Cooper C：Official Positions for FRAX® clinical regarding biochemical markers from Joint Official Positions Development Conference of the International Society for Clinical Densitometry and International Osteoporosis Foundation on FRAX®. J Clin Densitom 14：220-222, 2011

3) Arceo-Mendoza RM, Camacho P：Prediction of fracture risk in patients with osteoporosis: a brief review. Womens Health(Lond) 11：477-482, 2015

4) Iki M, Morita A, Ikeda Y, et al：For the JPOS Study Group: Biochemical markers of bone turnover predict bone loss in perimenopausal women but not in postmenopausal women-the Japanese Population-based Osteoporosis (JPOS) Cohort Study. Osteoporos Int 17：1086-1095, 2006

5) 日本骨粗鬆症学会 骨代謝マーカー検討委員会(編)：骨粗鬆症診療における骨代謝マーカーの適正使用ガイド 2018 年版. ライフサイエンス出版，東京，2018

6) Yoshimura N, Muraki S, Oka H, et al：Serum levels of 25-hydroxyvitamin D and the occurrence of musculoskeletal diseases：a 3-year follow-up to the road study. Osteoporos Int 26：151-161, 2015

（吉村典子）

Q10　骨折後あるいは整形外科手術(脊椎・関節など)に際し,どのように骨代謝マーカーを測定すればよいですか?

A10　高齢者が多い骨粗鬆症診療において,骨折や骨関節手術を経験することは必ずある。これらのイベントは骨代謝マーカーに大きな影響を及ぼすが,認知度は決して高くない。骨代謝マーカーを正しく活用するためには正しい理解が必要である。

● キーワード　骨折治癒,整形外科手術,骨折手術,人工関節手術,脊椎手術

解説

　骨折発生により骨代謝マーカー(骨吸収マーカー・骨形成マーカーの両者)は増加するが,骨折発生から24時間以内であれば骨折の影響は少ない[1]。そのため,『骨粗鬆症の予防と治療ガイドライン2015年版』では,骨代謝マーカー測定の注意すべき基本5項目の1つに「骨折発生24時間以内に評価」することが推奨されている[2](**表1**)。日常診療においては,少なくとも受傷後24時間以降は大きく変動し高値を示すことを覚えておくべきである。

　骨代謝マーカー測定に影響するさまざまな因子(日内変動・摂食・月経周期・生活習慣など)は詳細な報告がある一方で,骨折の一連の治癒過程,すなわち炎症期・修復期・再造成期の中で骨代謝マーカーが臨床的にどのような影響を及ぼすかは明らかになっていない部分も多い。

表1　骨代謝マーカー測定における注意すべき基本事項

早朝空腹で検体採取を基本とする
骨折発生24時間以内に評価
前治療の影響が残っていることを考慮する
急激な生活習慣の改善があれば,安定するのを待つ
測定機関や方法による基準値をもとに判断する

(文献2より引用)

　これまで多くの骨折部位で骨代謝マーカーの治癒過程における推移は検討されているものの，測定時期や対象にばらつきがあり，一概に考えることは難しい。骨折後の骨代謝マーカーの変化を大きく捉えると，まず骨吸収マーカーが上昇し，続いて骨形成マーカーが上昇する[3]。例えば，脛骨骨折における報告では，ベースラインの2倍に上昇した時期は骨吸収マーカー〔血清I型コラーゲン架橋C-テロペプチド（sCTX）〕が受傷後2週であったのに対し，骨形成マーカー〔I型プロコラーゲン-N-プロペプチド（P1NP）〕は12週後であった[4]。これまでの各種骨代謝マーカーの骨折後の変化をまとめたものを表2に示す[5]。表2に示したように，骨代謝マーカーは測定時期以外にも，骨折の重症度・部位・治療方針（保存療法・手術）・治癒までに要する時間など，さまざまな要因に影響される。脛骨遠位端骨折では，単純な橈骨遠位端骨折や足関節骨折よりも治癒に要する時間は長く，骨代謝マーカーへの影響も長期的に続く[4][6][7]。また，大腿骨近位部骨折の中でも，転子部骨折と頚部骨折では骨代謝マーカーの変化は異なり，受傷後2週以降では転子部骨折でより高値を示すことが報告されている[8]。

　過去の報告をまとめると，骨代謝マーカーは受傷後3カ月程度でピーク値を呈し，受傷前の値に戻るまでの時期は少なくとも6カ月以降である。また，骨形成マーカーは1年を経過してもなお，ベースラインより高値を示していることも多い（図1）[1][4][9]。

表2　骨折が各種骨代謝マーカーに与える影響

骨形成マーカー	骨折後（保存療法・手術療法ともに含む）の影響
P1NP	脛骨骨折や大腿骨近位部骨折において，受傷後約12週でピーク値になり，24週時点でも継続して上昇していた。
BAP	脛骨骨折受傷後4週で高値を呈し，24週時点でも継続して上昇を認めていた。
OC	橈骨遠位端骨折の受傷1週後には上昇を認めた。脛骨骨折でも同様に1週後には上昇し，24週時点でも継続して上昇していた。
骨吸収マーカー	骨折後（保存療法・手術療法ともに含む）の影響
CTX	脛骨骨折受傷後1週で高値を呈し，約4週でピーク値になった。24週時点でも継続して上昇していた。
NTX	大腿骨近位部骨折受傷後3週でピーク値を呈した。
TRACP-5b	足関節骨折や脛骨骨折において受傷後1～2週でピーク値を呈した。
DPD	大腿骨近位部骨折で1～8週にかけてピーク値を呈した。

まず，骨吸収マーカーが上昇し，少し遅れて骨形成マーカーが上昇する傾向にある。

（文献3，5，7より著者作成）

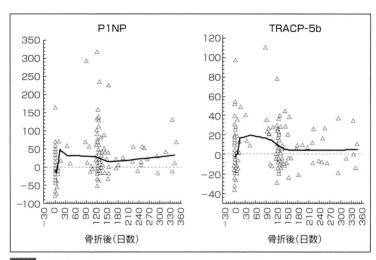

図1 骨折後1年までのP1NPとTRACP-5bの推移

両骨代謝マーカーともに，骨折後120日目頃までベースラインより高値を示している。

Ivaska KK, et al., Effect of fracture on bone turnover markers: a longitudinal study comparing marker levels before and after injury in 113 elderly women. ©John Wiley and Sons.

(文献1より改変引用)

　骨折以外にも整形外科領域にはさまざまな骨関節手術(脊椎手術・人工関節全置換術など)がある。これらの手術においても，原則，骨折における手術と同様に骨代謝マーカーは術後に高値を呈す[10)-12)]。人工股関節全置換術後に骨吸収抑制薬(ビスホスホネート薬)を導入し，その後の骨代謝マーカーの推移を検討した報告では，骨吸収マーカーのⅠ型コラーゲン架橋C-テロペプチド(CTX)は通常の骨粗鬆症診療と同じようにベースラインより低下するが，骨形成マーカー〔トータルⅠ型プロコラーゲン-N-プロペプチド(total P1NP)〕は骨吸収抑制薬を投与しているにもかかわらず，一時的に上昇傾向を示していることが報告されていた[13)]。それ以外にもさまざまな角度から骨代謝マーカーの周術期における検討が報告されており，椎体骨折や脊椎固定術では成績不良例(偽関節)の判定に骨代謝マーカーが有用であるとの報告もされている[9)14)15)]。いずれの報告も興味深く，さらなる検討が求められる。

　上記を踏まえ，日常診療においてどのように，骨折後・骨関節手術に際し，骨代謝マーカーを測定すればよいか？　まず，<u>原則として骨折受傷後可及的早期(24時間以内)，手術であれば術前に測定することで骨折前の骨代謝回転を把握することが可能である</u>。

　また，脆弱性骨折を呈した患者は，次の骨折を予防するために骨粗鬆症薬物療法を開始することが推奨されている。このような症例に対し骨代謝マーカーを骨折・手術後に測定する際は，通常の骨代謝マーカーの値よりも高値を示す期間があることは念頭に置くべきである。また，受傷後24時間以内，もしくは手術前に測定ができない際は，骨折例であれば6カ月〜1年以降に測定した値をベースラインの骨代謝回転の状態として把握することが望ましいが，エビデンスは不十分である。超高齢社会において整形外科領域における骨関節手術は増加の一途をたどっており，骨代謝マーカーを有用に活用するためには，さらなる検討が求められる。

●文献

1) Ivaska KK, Gerdhem P, Akesson K, et al：Effect of fracture on bone turnover markers：a longitudinal study comparing marker levels before and after injury in 113 elderly women. J Bone Miner Res 22：1155-1164, 2007

2) 骨粗鬆症の予防と治療ガイドライン作成委員会(編)：骨粗鬆症の予防と治療ガイドライン 2015年版. ライフサイエンス出版, 東京, 2015

3) Eastell R, Szulc P：Use of bone turnover markers in postmenopausal osteoporosis. Lancet Diabetes Endocrinol 5：908-923, 2017

4) Veitch SW, Findlay SC, Hamer AJ, et al：Changes in bone mass and bone turnover following tibial shaft fracture. Osteoporos Int 17：364-372, 2006

5) Shanbhag AS：Use of bisphosphonates to improve the durability of total joint replacements. J Am Acad Orthop Surg 14：215-225, 2006

6) Stoffel K, Engler H, Kuster M, et al：Changes in biochemical markers after lower limb fractures. Clin Chem 53：131-134, 2007

7) Joerring S, Jensen LT, Andersen GR, et al：Types I and III procollagen extension peptides in serum respond to fracture in humans. Arch Orthop Trauma Surg 111：265-267, 1992

8) Ikegami S, Kamimura M, Nakagawa H, et al：Comparison in bone turnover markers during early healing of femoral neck fracture and trochanteric fracture in elderly patients. Orthop Rev (Pavia) 1：e21, 2009

9) Onishi T, Takahashi M, Yamanashi A, et al：Sequential changes of bone metabolism in normal and delayed union of the spine. Clin Orthop Relat Res 466：402-410, 2008

10) Li XP, Li XY, Yang MH, et al：Changes of bone turnover markers after elderly hip fracture surgery. J Bone Miner Metab 39：237-244, 2021

11) Arabmotlagh M, Sabljic R, Rittmeister M：Changes of the biochemical markers of bone turnover and periprosthetic bone remodeling after cemented hip arthroplasty. J Arthroplasty 21：129-134, 2006

12) Åkesson K, Käkönen SM, Josefsson PO, et al：Fracture-induced changes in bone turnover：a potential confounder in the use of biochemical markers in osteoporosis. J Bone Miner Metab 23：30-35, 2005

13) Zhou Z, Liu Y, Guo X, et al：Effects of zoledronic acid on bone mineral density around prostheses and bone metabolism markers after primary total hip arthroplasty in females with postmenopausal osteoporosis. Osteoporos Int 30：1581-1589, 2019

14) Hyakkan R, Kanayama M, Takahata M, et al：Bone Metabolism in the Healing Process of Lumbar Interbody Fusion: Temporal Changes of Bone Turnover Markers. Spine 46：1645-1652, 2021

15) Inose H, Yamada T, Mieradili M, et al：Bone turnover markers as a new predicting factor for non-union after spinal fusion surgery. Spine 43：E29-34, 2018

（石川紘司）

column

骨粗鬆症診療における骨代謝マーカーの保険診療(医科診療報酬点数)での課題 ～測定頻度と測定タイミング～

　各種骨代謝マーカーは，骨粗鬆症診療で適正使用が可能となったが，その使用についてはいくつかの保険診療上の制約があり，現行の実臨床を考慮すると多くの課題もある。

　骨粗鬆症における骨代謝マーカーの主な目的は，骨粗鬆症と診断された患者の骨代謝状態を評価し，治療薬の選択と治療効果を判定することである。

　骨吸収マーカーの保険適用対象は，治療開始前と開始後6カ月以内にそれぞれ1回に限り，また薬剤治療方針を変更したときは変更後6カ月以内に1回に限り，治療効果評価のための測定が認められている。骨形成マーカーの保険適用対象は，測定に関する制限はなく，骨形成状態であればどのような疾患でも保険適用が可能と読み取れる。ただし，実際の診療報酬は，保険適用の解釈に地域差がみられ異なるなど注意を要する。

　最近の骨粗鬆症治療薬は短期間で治療効果を発揮する治療薬が多く，骨吸収抑制薬の投与後の治療効果の評価は，骨代謝マーカーを測定した場合は投与後1～4週間ですでに有意に低下するとの報告もある[1]。このため，治療薬投与後の治療効果の評価は，患者アドヒアランスの観点からも投与後3カ月程度を目安として，治療開始後6カ月以内に最大2回までの測定について保険適用の算定が認められることが望ましいのではないだろうか。

●文献

1) Gossiel F, Paggiosi MA, Naylor KE, et al：The effect of bisphosphonates on bone turnover and bone balance in postmenopausal women with osteoporosis: The T-score bone marker approach in the TRIO study. Bone 131：115158, 2020.

（三浦雅一）

Q11　骨代謝マーカーの新たな測定技術はありますか？

A11　国内では 2020 年，新たに尿中 NTX(uNTX)の化学発光酵素免疫測定法(CLEIA 法)による全自動免疫化学発光測定装置を用いた測定の自動化が可能となった。今後期待される新規測定法の展望として，既存測定法の高感度化による試薬の汎用化(ラテックス凝集法)，測定対象のより詳細な解析(LC-MS/MS)，測定の簡便，迅速化(POCT)，miRNA の核酸検出などが挙げられる。

● **キーワード**　ラテックス凝集法，LC-MS/MS，POCT，miRNA

解説

新規に測定法が確立された骨代謝関連マーカー

　近年，新規に測定法が確立された骨代謝関連マーカーとしては，尿中 I 型コラーゲン架橋 N-テロペプチド(uNTX)が挙げられる。uNTX はこれまで酵素免疫測定法(EIA)による測定のみであったが，2020 年に化学発光酵素免疫測定法(CLEIA)による測定が可能となった。これにより，EIA では約 2 時間を要していた測定時間が約 38 分に短縮され，かつ全自動免疫化学発光測定装置による測定の自動化が可能となった。

骨代謝関連マーカー新規測定法への展望

　今後期待される骨代謝関連マーカーの新規測定法への応用として，①測定高感度化による試薬の汎用化(ラテックス凝集法)，②測定対象のより詳細な解析〔液体クロマトグラフィー質量分析法(liquid chromatography/mass spectrometry：LC-MS/MS)〕，③測定の簡便，迅速化〔臨床現場即時検査(point of care testing：POCT)〕，④ miRNA などの核酸検出などが挙げられる。

①ラテックス凝集(法)

　ラテックス凝集(法)とは，溶液中に特異的な抗体を感作させたラテックス粒子を用いることで対象物質を検出する測定法である。免疫複合体の形

成によりラテックス粒子が凝集することで，増加する溶液の濁度から対象物質の濃度を測定する。ラテックス凝集法は現在，数多くの臨床検査項目において採用される汎用測定方法である。汎用の各種大型自動分析装置で測定が可能であること，試薬コストが安価であることなどの長所がある一方，測定可能な範囲が $\mu g/mL \sim$ 数百 ng/mL オーダーであることから，試料中の濃度が微量である骨代謝関連マーカーにおいて現在国内で採用されている測定項目はない。

　近年，試薬メーカー・測定機器メーカー双方の研究開発により，ラテックス凝集法の測定感度の向上が報告されている。ラテックス凝集法が採用されている代表的な検査項目である C 反応性蛋白(C-reactive protein：CRP)では，検出限界 0.005 mg/dL(＝ 50 ng/mL)を達成しているメーカーもある。骨形成マーカーであるトータル I 型プロコラーゲン –N- プロペプチド(total P1NP)の基準値が 16.8 〜 70.1 $\mu g/L$(閉経前女性，30 〜 44 歳)であることを鑑みると，今後骨代謝マーカーの中にラテックス凝集法による測定が可能となる項目が出てくることが期待される。

② LC-MS/MS

　LC-MS/MS とは，高速液体クロマトグラフ(high performance liquid chromatography：HPLC)と三連四重極型質量分析計(mass spectrometry/mass spectrometry：MS/MS)を組み合わせた測定/分析装置である。生体試料は数多くの蛋白から構成される複雑なマトリックスであるため，測定に際しては測定対象に応じてメジャー蛋白の除去など，適切な前処理の後に HPLC へ注入する。HPLC 部により分離された溶液成分が質量分析計へ導入され，大気圧イオン化法でイオン化，検出器にて検出/定量を行う。LC-MS/MS は質量分析計の分離管をタンデムに 2 本配列することで複雑な試料における測定対象を選択的に検出，定量することが可能である。

　臨床検査分野における LC-MS/MS の応用としては，血中薬物濃度(therapeutic drug monitoring：TDM)検査に用いられるほか，骨代謝関連マーカーにおいては血中 25−ヒドロキシビタミン D〔25-(OH)D〕の測定などがある。血中 25(OH)D の多くは 25(OH)D$_3$ として存在する一方，ビタミン D$_2$ のサプリメント服用で 25(OH)D$_2$ の割合が増すこと，種々の 25(OH)D 代謝産物が存在することなどが知られている[1]。そのため，

25(OH)Dを特異的に測定することが求められる一方，従来の抗体を用いたイムノアッセイ系では種々の代謝産物の影響を受けることなく特異的に25(OH)Dのみを測定することが非常に困難であり，現在LC-MS/MSが本測定項目のゴールドスタンダードとなっている[2]。

　このように，LC-MS/MSは種々の代謝産物の存在によりイムノアッセイ系の構築が困難な物質の測定や，比較的低分子の物質を感度よく測定することが可能であることから，現在25(OH)D代謝産物，コラーゲン代謝産物とその構造解析，終末糖化産物(advanced glycation end-products：AGEs)などにおいてLC-MS/MSを用いた測定が試みられている[3][4]。

③ POCT

　骨代謝マーカーの新たな測定技術として，POCTが注目されている。POCTとは，被検者の傍らで医療従事者が行う検査であり，検査時間の短縮および被検者が検査を身近に感じるという利点を生かし，迅速かつ適切な診療・看護，疾患の予防，健康増進，災害医療現場など，医療の質と被検者のQOL(quality of life)の向上に役立つ検査と位置付けられている[5]。

　表1に検体(骨代謝マーカー)測定における免疫自動分析装置とPOCT装置の比較を示した。一般的な骨代謝マーカー測定では，多検体処理を目的とした免疫自動分析装置が用いられる。医師，もしくは看護師や臨床検

表1　検体(骨代謝マーカー)測定における免疫自動分析装置とPOCT装置の比較

	免疫自動分析装置	POCT装置
主たる測定者	臨床検査技師など	医師・看護師・薬剤師など
測定環境(検査場所)	病院の検査室 検査センターなど	診察室 ベッドサイド 保険調剤薬局等の検体測定室 在宅
価格	高額	安価
装置の形状	大型	小型(卓上サイズ)
装置の操作性	習熟が必要	簡便
キャリブレーション (分析装置に検量線を書かせるために行う操作)	必要	不要

(著者作成)

査技師が患者から採取した血液や尿を検体とし，臨床検査技師によって免疫自動分析装置とその専用の試薬を用いて測定が，病院，多くは登録衛生検査所（検査センター）で行われている。免疫自動分析装置は，試薬のキャリブレーション（分析装置に検量線を書かせるために行う操作）やコントロール（分析装置の分析性能を管理するための血清などの材料）の測定が必要である。しかし，POCT は医師，もしくは看護師や薬剤師が患者から採取した全血検体を使い捨ての専用カートリッジに滴下し，卓上サイズのPOCT 装置にセットするだけで測定が可能である。セットされた血液は，カートリッジ内部の流路を通り，一般的には処理を施したフィルムを通じて血球除去が行われる。その後，試薬反応部に到達した検体と乾固させた測定試薬が反応することにより，得られる発色反応などを測定する。一般的な検査と異なり，測定は必ずしも臨床検査技師によって行われるものではなく，キャリブレーション操作は不要であることが多い。POCT 装置は免疫自動分析装置と異なり，多検体処理を同時に行うことはできないが，POCT は卓上サイズの専用装置であるため，設置（検査）場所は僅かなスペースがあれば，操作が簡便かつ迅速に測定結果を得られるという利点がある。

　POCT 技術の開発により，診察室，ベッドサイド，保険調剤薬局の検体測定室あるいは在宅でも骨代謝マーカー測定が簡便，迅速に測定可能となる。骨代謝マーカー測定に POCT 技術を導入することによって診療前検査も可能となり，来院当日または往診の在宅時に骨代謝マーカーの検査結果を患者へ直接フィードバックすることも可能となる。このような<u>検査システムのパラダイムシフトにより，患者の服薬アドヒアランスの向上，骨代謝マーカー変化が短時間な薬物（ロモソズマブやアバロパラタイドなど）の治療効果のモニタリング，および国際的なハーモナイゼーションにも寄与することが期待されている</u>[6)7)]（**図 1**）。

④核酸検出（miRNA）

　miRNA は 21 〜 25 塩基(nt)長の 1 本鎖 RNA 分子であり，真核生物において遺伝子の転写後発現調節に関与する。ヒトゲノムには 1,000 以上のmiRNA がコードされていると考えられている。miRNA はその標的 mRNAに対して不完全な相同性をもって結合し，一般に標的遺伝子の 3'UTR を

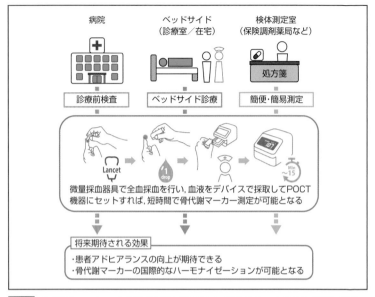

図1 骨代謝マーカーの POCT 検査装置および実臨床への POCT 導入効果の イメージ図

(著者作成)

認識して，標的 mRNA を不安定化するとともに翻訳を抑制することにより蛋白質産生を抑制する。miRNA が介する転写抑制は，発生，細胞増殖および細胞分化，アポトーシスまたは代謝といった広範な生物学的プロセスに重要な役割を担うことが知られており，エキソソーム由来や血液・尿中 miRNA の検出や解析が注目されている。miRNA の測定においては一般的な RT-PCR 法(reverse transcription PCR)による核酸増幅に加え，miRNA アレイなどの試みがなされている。いずれの検出方法においても，マルチプレックス化が進んでおり，複数の miRNA を検出可能な測定系の構築が進められている。

　骨疾患に関連する miRNA としては，miRNA-21 および miRNA-27a についてサルコペニアなどの高齢者の疾患とも関連することが報告されている。また，miRNA の中には骨芽細胞や破骨細胞，または軟骨細胞の増殖

表2 骨芽細胞の制御に関与するとされる miRNA

miRNA	発現量	役割	ターゲット	文献
miR-140-3p	増加	骨芽細胞の分化制御	TGF-β3	8)
miR-133a-5p	増加	骨芽細胞の分化に関するマーカー抑制	Runx2	9)
miR-542-3p	増加	骨芽細胞の分化抑制	BMP-7	10)
miR-15b	増加	骨芽細胞の分化促進	Crim1, Smurf1, Smad7, HDAC4	11)

TGF-β3 : transforming growth factor-β3
Runx2 : runt-related transcription factor 2
BMP-7 : bone morphogenetic protein
Crim1 : cysteine rich transmembrane BMP regulator 1
Smurf1 : sMAD specific E3 ubiquitin protein ligase 1
Smad7 : sMAD family member 7
HDAC4 : histone deacetylase 4

（文献8〜11より著者作成）

表3 破骨細胞の制御に関与するとされる miRNA

miRNA	発現量	役割	ターゲット	文献
miR-29	増加	破骨細胞の形成制御	Calcr	12)
miR-31	抑制	破骨細胞の形成および骨吸収抑制	RhoA	13)
miR-133a	増加	破骨細胞の形成および骨量減少	RANKL	14)
miR-31a-5p	抑制	破骨細胞数の減少,形成抑制,機能抑制	RhoA	15)
miR-214	増加	破骨細胞活性の亢進	PTEN	16)

Calcr : calcitonin receptor
RhoA : ras homolog family member A
RANKL : receptor activator of NF-κB ligand
PTEN : phosphatase and tensin homolog deleted from chromosome 10

（文献12〜16より著者作成）

と分化を調節し，最終的に代謝と骨形成に影響を及ぼすものがある。骨芽細胞・破骨細胞の制御因子として報告されている代表的な miRNA を表2，表3に挙げた。miRNA は代謝性骨疾患における潜在的なバイオマーカーや治療薬候補となる可能性を秘めており，その機序についても明らかになることが期待されている[17)18)]。

●文献

1) Satoh M, Ishige T, Ogawa S, et al：Development and validation of the simultaneous measurement of four vitamin D metabolites in serum by LC-MS/MS for clinical laboratory applications. Anal Bioanal Chem 408：7617-7627, 2016

2) Black LJ, Anderson D, Clarke MW, et al：Analytical Bias in the Measurement of Serum 25-Hydroxyvitamin D Concentrations Impairs Assessment of Vitamin D Status in Clinical and Research Settings. PLoS One 10：e0135478, 2015

3) Li WW, Nemirovskiy O, Fountain S, et al：Clinical validation of an immunoaffinity LC-MS/MS assay for the quantification of a collagen type II neoepitope peptide: A biomarker of matrix metalloproteinase activity and osteoarthritis in human urine. Anal Biochem 369：41-53, 2007

4) Rabbani N, Thornalley PJ：Reading patterns of proteome damage by glycation, oxidation and nitration: quantitation by stable isotopic dilution analysis LC-MS/MS. Essays Biochem 64：169-183, 2020

5) Petersen JR, Omoruyi FO, Mohammad AA, et al：Hemoglobin A1c: assessment of three POC analyzers relative to a central laboratory methods. Clin Chim Acta 411：2062-2066, 2010

6) Ishibashi H, Crittenden DB, Miyauchi A, et al：Romosozumab increases bone mineral density in postmenopausal Japanese women with osteoporosis: A phase 2 study. Bone 103：209-215, 2017

7) Eastell R, Mitlak BH, Wang Y, et al：Bone turnover markers to explain changes in lumbar spine BMD with abaloparatide and teriparatide：results from ACTIVE. Osteoporos Int 30：667-673, 2019

8) Fushimi S, Nohno T, Nagatsuka H, et al：Involvement of miR-140-3p in Wnt3a and TGF β 3 signaling pathways during osteoblast differentiation in MC3T3-E1 cells. Genes Cells 23：517-527, 2018

9) Zhang W, Wu Y, Shiozaki Y, et al：miRNA-133a-5p Inhibits the Expression of Osteoblast Differentiation-Associated Markers by Targeting the 3' UTR of RUNX2. DNA Cell Biol 37：199-209, 2018

10) Kureel J, Dixit M, Tyagi AM, et al：miR-542-3p suppresses osteoblast cell proliferation and differentiation, targets BMP-7 signaling and inhibits bone formation. Cell Death Dis 5：e1050, 2014

11) Vimalraj S, Partridge NC, Selvamurugan N：A positive role of microRNA-15b on regulation of osteoblast differentiation. J Cell Physiol 229：1236-1244, 2014

12) Franceschetti T, Kessler CB, Lee SK, et al：miR-29 promotes murine osteoclastogenesis by regulating osteoclast commitment and migration. J Biol Chem 288：33347-33360, 2013

13) Mizoguchi F, Murakami Y, Saito T, et al：miR-31 controls osteoclast formation and bone resorption by targeting RhoA. Arthritis Res Ther 15：R102, 2013

14) Wang Y, Li LL, Moore BT, et al：MiR-133a in human circulating monocytes: a potential biomarker associated with postmenopausal osteoporosis. PLoS One 7：e34641, 2012

15) Xu R, Shen X, Si Y, et al：MicroRNA-31a-5p from aging BMSCs links bone formation and resorption in the aged bone marrow microenvironment. Aging Cell 17：e12794, 2018

16) Zhao C, Sun W, Zhang P, et al：miR-214 promotes osteoclastogenesis by targeting Pten/PI3k/Akt pathway. RNA Biol 12：343-353, 2015

17) Ahn TK, Kim JO, Kumar H, et al：Polymorphisms of miR-146a, miR-149, miR-196a2, and miR-499 are associated with osteoporotic vertebral compression fractures in Korean postmenopausal women. J Orthop Res 36：244-253, 2018

18) Anastasilakis AD, Makras P, Pikilidou M, et al：Changes of Circulating MicroRNAs in Response to Treatment With Teriparatide or Denosumab in Postmenopausal Osteoporosis. J Clin Endocrinol Metab 103：1206-1213, 2018

（菊地　渉／三浦雅一）

Chapter 4

骨粗鬆症における骨代謝マーカーと
薬物治療効果判定

Q12　骨粗鬆症の日常検査における骨代謝マーカー測定の意義を教えてください

A12　骨代謝マーカーを測定する主な意義は，骨折リスクの評価と治療薬の効果判定である。骨代謝マーカーの高値は年齢，骨密度，既存骨折とは独立した骨折リスクとなる。また，骨吸収抑制薬による骨吸収マーカーまたは骨形成マーカーの低下は，骨折リスクの低下と関連する。一方，骨形成促進薬によるP1NPの増加は，その後の骨密度増加と関連する。

●キーワード　効果判定，効果予測，骨密度，アドヒアランス

解説

骨代謝マーカーの測定

　骨代謝マーカーは骨代謝回転の指標であり，骨量を測定する骨密度とは異なる視点から骨を評価している。

　これまでに，骨代謝マーカー値から骨密度値とその後の減少予測，骨折リスクおよび治療薬の効果予測などが報告された。また，治療薬による骨代謝マーカーの変動は骨密度の変動よりも早期に生じる。そのため，骨代謝マーカーの変動からその後の骨密度の増加や骨折リスクの減少との関連が検討されてきた。なお，骨代謝マーカーを用いた治療薬の選択と効果判定は『骨粗鬆症診療における骨代謝マーカーの適正使用ガイド2018年版』に記載されている。

骨代謝マーカー値との関連
①骨密度値

　骨代謝マーカー値と骨密度値には有意な負の相関があるが，その相関係数は低い。したがって，骨代謝マーカー値から骨密度値を推定して骨粗鬆症をスクリーニングすることは困難である。

　わが国からは，デオキシピリジノリン（DPD）と全身骨，腰椎，大腿骨頚部，前腕骨骨密度との有意な負の相関（相関係数：−0.344〜−0.378）[1]や尿中Ⅰ型コラーゲン架橋N-テロペプチド（uNTX）と腰椎骨密度の有意

な負の相関（相関係数：閉経前−0.240，閉経後−0.086）の報告[2]がある。

②骨密度減少

　骨代謝マーカーの高値は，その後の骨密度減少の予測因子となる。しかしながら報告によって，年齢，観察期間，マーカーの種類，解析方法が異なるため，個々の症例について骨代謝マーカー値から骨密度減少を十分には予測できない。

　45歳以上の閉経前日本人女性において，オステオカルシン（OC），骨型アルカリホスファターゼ（BAP），Ⅰ型コラーゲン架橋C-テロペプチド（CTX），トータルデオキシピリジノリン（total deoxypyridinoline：tDPD）の三分位評価による upper 群は，3年後および6年後の骨密度（腰椎，全大腿骨，橈骨遠位）減少率が有意に高かった。特に，CTXと3年後の全大腿骨近位部の骨密度の減少が最も関連性が強かった。しかし，閉経後10年以上では，骨代謝マーカーとその後の骨密度減少に有意な関連は示されなかった[3]。

　uNTXの四分位評価と3年間の腰椎骨密度変化率を検討した結果では，閉経前では有意な関連が示されなかったが，閉経後では第4四分位群は，第1四分位群よりも有意に骨密度減少率が大きいことが示された（図1）[4]。また，男性においてもP1NPの高値が骨粗鬆症発症のリスクとなる[5]。

③骨折リスク

　<u>骨代謝マーカーの高値は，年齢，骨密度，既存骨折とは独立した骨折リスクとなる</u>。ただし，骨粗鬆症の診断は既存骨折と骨密度値によってなされる。

　長野コホート研究において，DPDの高値は年齢，骨密度，既存骨折とともに有意な骨折リスクとなることが示された（ハザード比1.18）[6]。また，閉経後5年未満ではBAPが，閉経後5年以上ではBAP，tDPD，遊離デオキシピリジノリン（free deoxypyridinoline：fDPD）が1SD増加すると椎体骨折のリスクはそれぞれ4.38，1.39，1.32，1.40と有意に増加する[7]。

　海外の研究では，尿中Ⅰ型コラーゲン架橋C-テロペプチド（uCTX）およびDPDが閉経前基準値の上限以上の場合，大腿骨近位部骨折のリスクは，それぞれ2.2倍，1.9倍と有意に高いことが示された。これは大腿骨

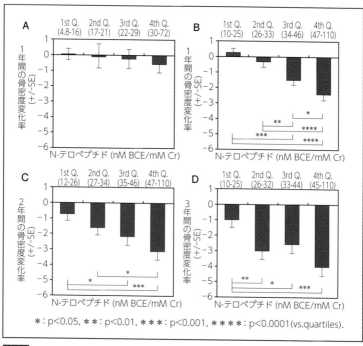

図1　uNTX 四分位別の腰椎骨密度変化率

A：閉経前女性　1年間の骨密度変化率　　B：閉経後女性　1年間の骨密度変化率
C：閉経後女性　2年間の骨密度変化率　　D：閉経後女性　3年間の骨密度変化率
Chaki O et al. The predictive value of biochemical markers of bone turnover for bone mineral density in postmenopausal Japanese women. © John Wiley and Sons.

（文献4より改変引用）

骨密度が低値（T スコア≦− 2.5）であった場合のリスク 2.7 倍とほぼ同等であった[8]。また，メタ解析では P1NP，血清 I 型コラーゲン架橋 C-テロペプチド（sCTX）が 1SD 上昇した時の骨折リスクは，それぞれ 1.23，1.18 と有意に高くなることが示された[9]。

④薬物治療の効果予測

　薬剤投与前の骨代謝マーカーの高値例は，投与後の骨密度増加効果や骨

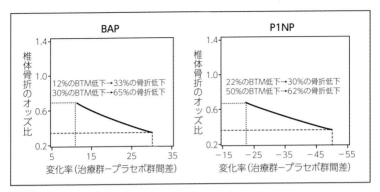

図2 骨代謝マーカーの減少率と椎体骨折リスクの代謝性低下

Vlachopoulos D et al. Longitudinal adaptations of bone mass, geometry, and metabolism in adolescent male athletes : The PRO-BONE Study. ©John Wiley and Sons.

（文献14より改変引用）

折抑制効果に優れる。

　アレンドロネートではP1NPが高値の例では，非椎体骨折のリスクが有意に低下した[10]。また，リセドロネートではDPD，デノスマブではsCTXが高値であると骨密度増加率が優れていた[11)12]。一方，わが国のゾレドロン酸第Ⅲ相臨床試験では，P1NPの高値が急性期反応のリスクとなることが示された。しかし同時に，急性期反応を生じた例では，大腿骨近位部の骨密度増加率が有意に優れていた[13]。

薬物治療による骨代謝マーカーの変動と骨密度増加・骨折リスク低下の関連

　主な骨粗鬆症治療薬(SERM，ビスホスホネート薬，デノスマブ，テリパラチド，ロモソズマブ)による骨代謝マーカーの変動は，その後の骨密度増加や骨折リスク低下と関連する。骨吸収抑制薬においては，骨吸収マーカーのみならず，骨形成マーカーの低下も骨折リスク低下と関連する。

　SERMとビスホスホネート薬における骨代謝マーカーの変化と骨折リスクに関するメタ解析の結果では，BAPとP1NPの低下が椎体骨折のリスク低下と有意に関連していた。結果によると，BAPが12%，30%低下すると，椎体骨折のリスクはそれぞれ33%，65%低下し，P1NPが22%，50%低下すると，椎体骨折のリスクはそれぞれ30%，62%低下する(図2)[14]。この

ように，骨吸収抑制薬による骨代謝マーカーの低下は，椎体骨折のリスク低下とは関連するが，非椎体骨折や大腿骨近位部骨折のリスク低下との関連は示されてはいない。

一方，テリパラチドやロモソズマブは，P1NP の増加量がその後の骨密度増加と関連する。遺伝子組換えテリパラチド（フォルテオ®）やロモソズマブでは，P1NP が 10 μg/L 以上増加した場合，その後の骨密度増加との関連が示された[15)16)]。また，テリパラチド酢酸塩（週 2 回テリボン®）では，4 週後の P1NP が 12.0 μg/L 以上増加した場合，48 週後の腰椎骨密度の増加（3% 以上）予測に有用であることが ROC（receiver operating characteristic）解析により示された[17)]。

治療薬のアドヒアランスの確認と向上への応用

国際骨粗鬆症財団（International Osteoporosis Foundation：IOF）のポジションペーパーでは，治療開始時の骨代謝マーカー値が不明である経口ビスホスホネート薬服用例のアドヒアランスや効果を確認する方法として，sCTX, P1NP が健常若年成人平均値を下回ること，と定めている[18)]。また，骨代謝マーカーを測定することによって，治療へのアドヒアランスが向上し，椎体骨折の発生低下が期待できるという報告がある[19)]。

●文献

1) Nakaoka D, Sugimoto T, Kaji H, et al：Determinants of bone mineral density and spinal fracture risk in postmenopausal Japanese women. Osteoporos Int 12：548-554, 2001
2) Taguchi Y, Gorai I, Zhang MG, et al：Differences in bone resorption after menopause in Japanese women with normal or low bone mineral density：quantitation of urinary cross-linked N-telopeptides. Calcif Tissue Int 62：395-399, 1998
3) Iki M, Morita A, Ikeda Y, et al：Biochemical markers of bone turnover predict bone loss in perimenopausal women but not in postmenopausal women–the Japanese Population-based Osteoporosis（JPOS）Cohort Study. Osteoporos Int 17：1086-1095, 2006
4) Chaki O, Yoshikata I, Kikuchi R, et al：The predictive value of biochemical markers of bone turnover for bone mineral density in postmenopausal Japanese women. J Bone Miner Res 15：1537-1544, 2000
5) Yoshimura N, Muraki S, Oka H, et al：Biochemical markers of bone turnover as predictors of osteoporosis and osteoporotic fractures in men and women：10-year follow-up of the Taiji cohort. Mod Rheumatol 21：608-620, 2011
6) Shiraki M, Kuroda T, Nakamura T, et al：The sample size required for intervention studies on fracture prevention can be decreased by using a bone resorption marker in the inclusion criteria：prospective study of a subset of the Nagano Cohort, on behalf of the Adequate Treatment of Osteoporosis（A-TOP）Research Group. J Bone Miner Metab 24：219-225, 2006

7) Tamaki J, Iki M, Kadowaki E, et al：Biochemical markers for bone turnover predict risk of vertebral fractures in postmenopausal women over 10 years：the Japanese Population-based Osteoporosis（JPOS）Cohort Study. Osteoporos Int 24：887-897, 2013

8) Garnero P, Hausherr E, Chapuy MC, et al：Markers of bone resorption predict hip fracture in elderly women：the EPIDOS prospective study. J Bone Miner Res 11：1531-1538, 1996

9) Johansson H, Odén A, Kanis JA, et al：A meta-analysis of reference markers of bone turnover for prediction of fracture. Calcif Tissue Int 94：560-567, 2014

10) Bauer DC, Garnero P, Hochberg MC, et al：Pretreatment levels of bone turnover and the antifracture efficacy of alendronate：the fracture intervention trial. J Bone Miner Res 21：292-299, 2006

11) Seibel MJ, Naganathan V, Barton I, et al：Relationship between pretreatment bone resorption and vertebral fracture incidence in postmenopausal osteoporotic women treated with risedronate. J Bone Miner Res 19：323-329, 2004

12) Roux C, Hofbauer LC, Ho PR, et al：Denosumab compared with risedronate in postmenopausal women suboptimally adherent to alendronate therapy：efficacy and safety results from a randomized open-label study. Bone 58：48-54, 2014

13) Shiraki M, Kuroda T, Takeuchi Y, et al：Acute phase reactions after intravenous infusion of zoledronic acid in Japanese patients with osteoporosis：sub-analyses of the phase III ZONE Study. Cacif Tissue Int 109：666-674, 2021

14) Bauer DC, Black DM, Bouxsein ML, et al：Treatment-related changes in Bone turnover and fracture risk reduction in clinical trials of anti-resorptive drugs：A meta-regression. J Bone Miner Res 33：634-642, 2018

15) Tsujimoto M, Chen P, Miyauchi A, et al：PINP as an aid for monitoring patients treated with teriparatide. Bone 48：798-803, 2011

16) Takada J, Dinavahi R, Miyauchi A, et al：Relationship between P1NP, a biochemical marker of bone turnover, and bone mineral density in patients transitioned from alendronate to romosozumab or teriparatide：a post hoc analysis of the STRUCTURE trial. J Bone Miner Metab 38：310-315, 2020

17) Takada J, Yoshimura T, Uzawa T：Twice-weekly teriparatide improves lumbar spine BMD independent of pre-treatment BMD and bone turnover marker levels. J Bone Miner Metab 39：484-493, 2021

18) Diez-Perez A, Naylor KE, Abrahamsen B, et al：International Osteoporosis Foundation and European Calcified Tissue Society Working Group. Recommendations for the screening of adherence to oral bisphosphonates. Osteoporos Int 28：767-774, 2017

19) Delmas PD, Vrijens B, Eastell R, et al：Effect of monitoring bone turnover markers on persistence with risedronate treatment of postmenopausal osteoporosis. J Clin Endocrinol Metab 92：1296-1304, 2007

（髙田潤一）

Q13 骨吸収抑制薬を使った場合，骨代謝マーカーはどのように変化しますか？

①ビスホスホネート薬

A13-①　ビスホスホネート薬の投与後は，骨吸収マーカーが早期に低下し，やや遅れて骨形成マーカーが低下する。骨吸収マーカーばかりではなく骨形成マーカーの低下も，その後の骨密度の増加や骨折リスクの低下と関連する。さらに，骨代謝マーカーの測定は，ベースライン値が不明例の薬剤効果判定や休薬後の骨密度低下予測に有用である。

● **キーワード**　ビスホスホネート薬，骨折リスク，骨密度，休薬，効果判定

解説

ビスホスホネート薬による骨代謝マーカーの変動

ビスホスホネート薬の投与後は，骨吸収マーカーが早期に低下し，1〜3カ月後に低値を示す。骨形成マーカーは骨吸収マーカーより少し遅れて低下し，6カ月後までに低値を示す。

ビスホスホネート薬は製剤により骨代謝マーカーの低下率に差が認められる。ただし，低下率が小さい薬剤は骨折抑制効果や骨密度増加効果が弱いということではない。また，経過中に骨代謝マーカーが閉経前基準値の下限を下回ることがあるが，このことは必ずしも骨代謝回転の過剰な抑制を意味するものではない[1]。国内で行われたビスホスホネート薬の主な臨床試験における骨代謝マーカーの変動については，『骨粗鬆症診療における骨代謝マーカーの適正使用ガイド 2018 年版』に記載されている。

製剤間の比較

製剤により骨代謝マーカーの変動は異なる。注意点としては，ハイドロキシアパタイトに対する親和性の違いと骨代謝マーカーの低下率とは必ずしも一致しないこと，静注薬は経口薬よりも強力に骨代謝回転を低下させるものではない，ということである。

①経口薬（イバンドロネート，アレンドロネート，リセドロネート）

　経口ビスホスホネート薬（イバンドロネート，アレンドロネート，リセドロネート）をランダム化して2年間投与した試験（TRIO study）の骨代謝マーカーの変動を示す（図1）[2]。

　いずれのビスホスホネート薬においても血中I型コラーゲン架橋C-テロペプチド（sCTX）は尿中I型コラーゲン架橋N-テロペプチド（uNTX）よりも有意に低下率が大きかった。12週後の両マーカーの低下率の差はイバンドロネートで18％，アレンドロネートで22％，リセドロネートで30％であった。1週後のsCTXの低下率は，イバンドロネート（−80％）はアレンドロネート（−49％），リセドロネート（−35％）よりも有意に大きかった。一方，いずれのビスホスホネート薬においても12週後のI型プロコラーゲン-N-プロペプチド（P1NP）の低下率は，骨型アルカリホスファターゼ（BAP），オステオカルシン（OC）よりも有意に大きかった。

②静注薬と経口薬

1．イバンドロネート静注薬とリセドロネートの比較

　わが国のイバンドロネート静注薬の第Ⅲ相試験は，リセドロネートを対照薬として施行された[3]。尿中I型コラーゲン架橋C-テロペプチド（uCTX）の低下は，イバンドロネート，リセドロネートともに3カ月後に低値を示し，その後36カ月間継続した。イバンドロネートによる6カ月後の低下率は，uCTXが約67％，BAPが約41％であった（図2）。リセドロネートの低下率はuCTXではイバンドロネートとほぼ同等であったが，BAPではその低下率は小さかった。

2．ゾレドロン酸とアレンドロネートの比較

　閉経後女性にゾレドロン酸またはアレンドロネートをランダム化して投与し，早期の骨代謝マーカーの変動を検討した（図3）[4]。その結果，ゾレドロン酸はアレンドロネートよりも1週後のuNTXが有意に低下した。ゾレドロン酸は1週後に低値となったが，その後やや上昇し，12週以降は閉経前基準値内で推移した。sCTXもuNTXとほぼ同様の変動を示した。一方，BAPは12週後にはゾレドロン酸はアレンドロネートよりも有意に低値であったが，24週では両剤に有意差は示されなかった。

Chap
4

Q13-①

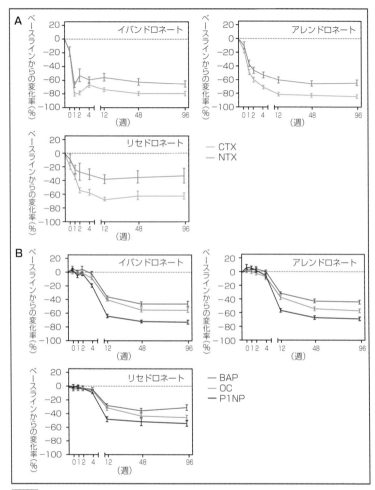

図1 イバンドロネート，アレンドロネート，リセドロネートによる2年間の骨代謝マーカーの変動

A：骨吸収マーカー，B：骨形成マーカー

Translated by permission from Springer Nature：[Osteoporos Int] [Response of bone turnover markers to three oral bisphosphonate therapies in postmenopausal osteoporosis：the TRIO study., Naylor KE, et al., [COPYRIGHT] 2016

（文献2より改変引用）

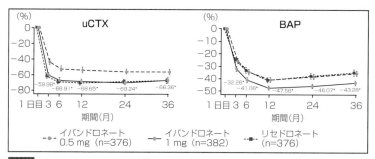

図2 イバンドロネート静注薬とリセドロネートによる骨代謝マーカーの変化率の推移

イバンドロネート0.5 mgは未承認量。

（文献3より改変引用）

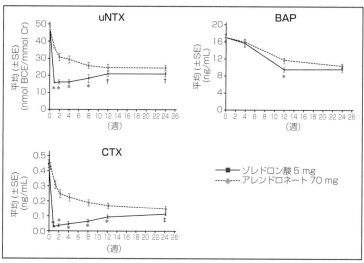

図3 閉経後女性におけるゾレドロン酸とアレンドロネートによる骨代謝マーカーの変動

＊：P＜0.0001，†：P＜0.05，‡：P＜0.01。ゾレドロン酸 vs. アレンドロネート。
Reprinted from Bone Vol.40, Saag K, et al., A single zoledronic acid infusion reduces bone resorption markers more rapidly than weekly oral alendronate in postmenopausal women with low bone mineral density., 1238-1243, Copyright (2007), with permission from Elsevier.

（文献4より改変引用）

Chap
4
Q13-①

活性型ビタミン D₃ 薬併用における骨代謝マーカーの変動

　アレンドロネートにエルデカルシトールを併用すると，天然型ビタミン D とカルシウムを併用するよりも，12 週後の骨代謝マーカー〔sCTX，uNTX，酒石酸抵抗性酸ホスファターゼ-5b（TRACP-5b），BAP，P1NP〕の低下率はいずれも有意に大きかった[5]。

骨代謝マーカーの低下と骨密度増加，骨折リスク低下の関連
①アレンドロネート

　6 カ月後の uNTX と OC の変化率による三分位評価では，低下率が最も大きい群は，低下率が小さい群よりも 24 カ月後の腰椎と大腿骨の骨密度増加率が 4 〜 5 倍であった[6]。また，ROC 解析から TRACP-5b，sCTX，P1NP がモニターとして有用であることが示された[7]。

　骨折リスクについては，<u>BAP が 1SD（22.1%）低下した時の椎体骨折，非椎体骨折，大腿骨近位部骨折のリスクは，それぞれ 0.74，0.89，0.61 と有意に低下した</u>（表 1）。一方，P1NP と sCTX は，椎体骨折のみ有意な関連が示された[8]。

②リセドロネート

　投与 3 〜 6 カ月後の骨代謝マーカー（uCTX，uNTX）の低下率が，その後

表1　アレンドロネートにより骨代謝マーカーが 1SD 低下した時の骨折リスク

	変化率	椎体骨折	非椎体骨折	大腿骨近位部骨折
BAP	22.1%	0.74 (0.63-0.87)	0.89 (0.78-1.00)	0.61 (0.46-0.80)
P1NP	30.8%	0.77 (0.66-0.90)	0.90 (0.80-1.03)	0.78 (0.51-1.19)
sCTX	31.1%	0.83 (0.73-0.95)	0.94 (0.84-1.06)	0.89 (0.61-1.31)
空腹時 （サブグループ）	35.5%	0.77 (0.58-1.03)	1.02 (0.75-1.37)	―

椎体骨折はオッズ比。非椎体骨折，大腿骨近位部骨折は相対ハザード。（ ）内は 95% 信頼区間。
Bauer DC. et al., Change in bone turnover and hip, non-spine, and vertebral fracture in alendronate-treated women：the fracture intervention trial. ©John Wiley and Sons.

（文献 8 より改変引用）

の椎体骨折リスク低下と有意に関連した。ただし，マーカーの低下率と椎体骨折リスクの低下は直線的ではなく，uCTX では 55 ～ 60％，uNTX では 35 ～ 40％以上低下しても骨折リスクのさらなる低下はみられなかった[9]。

③イバンドロネート

経口イバンドロネートは，投与 3 カ月後の sCTX 変化率と 1 年後の腰椎骨密度変化率に有意な相関が示された（r ＝－0.19，p ＝ 0.0016）[10]。

④ゾレドロン酸

わが国の第Ⅲ相試験の解析から，投与後 12 週の TRACP-5b の変化量と 2 年後の腰椎骨密度（T スコア＞－2.5 または増加率＞ 2.4％）の関連が示された[11]。さらに，3 カ月後の TRACP-5b の変化は 2 年後の骨折リスクの予測に有用であることも示された[12]。

ベースライン値不明例の効果判定

国際骨粗鬆症財団（International Osteoporosis Foundation：IOF）と欧州石灰化組織学会（European Calcified Tissue Society：ECTS）のポジションペーパーでは，<u>経口ビスホスホネート薬投与例でベースライン値が不明の場合，sCTX，P1NP が閉経前平均値を下回っているときには，薬剤の効果があると判定する。</u>

これは，ベースラインにおいて sCTX，P1NP が閉経前平均値を上回っていた割合がそれぞれ 91％，89％である例に対して，12 週間の経口ビスホスホネート薬の投与により閉経前平均値を下回った例が，sCTX においてはイバンドロネートで 86％，アレンドロネートで 96％，リセドロネートで 83％，P1NP においてはイバンドロネートで 96％，アレンドロネートで 82％，リセドロネートで 75％であったことに基づくものである（**表 2**）[2)13)]。一方，NTX，OC，BAP は投与前と 12 週後の差が小さく，ベースライン値不明例の効果判定には推奨されていない。

休薬後の骨代謝マーカーの変動

<u>ビスホスホネート薬の休薬後の骨代謝マーカーは，製剤によって異なる変動を示す。</u>

　リセドロネートを3年間投与した後，1年間休薬するとuNTXは上昇し，プラセボとの有意差が消失した。また，BAPは1年後には開始時とほぼ同程度の値まで上昇した[14]。

　一方，アレンドロネートやゾレドロン酸では，休薬により短期間での骨代謝マーカーの再上昇は示されてはいない。アレンドロネートを5年間投与後，休薬をして5年間経過観察をした結果，休薬後uNTXやBAPの軽度の上昇はみられたが，低い値を保ったまま10年間経過した[15]。ゾレドロン酸を3年間投与後，3年間休薬した報告[16]，6年間投与後3年間休薬した報告[17]では，いずれも休薬後に骨代謝マーカーの軽度の上昇を認めるが，開始時よりは低い値を保ったまま経過した。

ビスホスホネート薬休薬後のモニタリング

　経口ビスホスホネート薬（アレンドロネート，リセドロネート，イバンドロネート）を2年間投与し，骨密度（Tスコア）が−2.5を超えたため休薬をした試験（TRIO offset study）において，休薬後48週の骨代謝マーカー

表2 各マーカー値が閉経前平均値未満を示した症例の割合

骨代謝マーカー	測定	GM (RI)	イバンドロネート	アレンドロネート	リセドロネート
CTX	Week -1	0.32 µg/L (0.13 to 0.81)	10%	8%	9%
	Week 12a		86%	96%	83%
P1NP	Week -1	28.3 µg/L (15 to 54)	10%	14%	9%
	Week 12a		96%	82%	75%
NTX	Week -1	36.1 nmol/mmolCr (16 to 78)	26%	39%	38%
	Week 12a		94%	100%	87%
OC	Week -1	18.1 µg/L (10 to 34)	14%	22%	32%
	Week 12a		60%	63%	66%
BAP	Week -1	9.5 µg/L (5 to 18)	2%	6%	0%
	Week 12a		22%	20%	15%

GM：幾何平均，RI：基準範囲，Week-1：ベースライン，Week 12a：Weeks 12と13の平均値。

Bauer DC, et al. Change in bone turnover and hip, non-spine, and vertebral fracture in alendronate-treated women : the fracture intervention trial. ©John Wiley and Sons.

（文献2より改変引用）

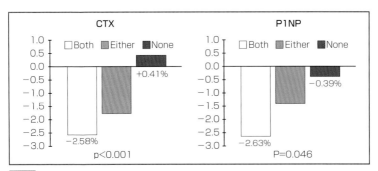

図4　経口ビスホスホネート休薬後 48 週の骨代謝マーカーの評価と 2 年後の全大腿骨近位部の骨密度の変化率

Both：＞LSC and ＞mean，Either：＞LSC or ＞mean，None：＜LSC and ＜mean。LSC：最小有意変化，mean：閉経前平均値。

（文献 18 より著者作成）

と 2 年後の全大腿骨近位部の骨密度の関係を検討した[18]。

　骨代謝マーカーは，①最小有意変化（least significant change：LSC）以上の増加を示したか，②閉経前女性の平均値より高値となったか，について評価した。CTX，P1NP ともに上記の 2 条件とも満たす例の 2 年後の大腿骨骨密度はそれぞれ−2.58％，−2.63％の減少を示した。一方，2 条件とも満たさない例の変化率は，それぞれ＋0.41％，−0.39％であった（図4）。

　また，アレンドロネートの休薬 3 カ月後の CTX の上昇は，12 カ月後と 24 カ月後の大腿骨骨密度の低下と関連するという報告もある[19]。

●文献

1) 日本骨粗鬆症学会 骨代謝マーカー検討委員会：骨粗鬆症診療における骨代謝マーカーの適正使用ガイド 2018 年版．ライフサイエンス出版，東京，82-87, 2018

2) Naylor KE, Jacques RM, Paggiosi M, et al：Response of bone turnover markers to three oral bisphosphonate therapies in postmenopausal osteoporosis：the TRIO study. Osteoporos Int 27：21-31, 2016

3) Nakamura T, Nakano T, Ito M, et al：Clinical efficacy on fracture risk and safety of 0.5 mg or 1mg/month intravenous ibandronate versus 2.5 mg/day oral risedronate in patients with primary osteoporosis. Calcif Tissue Int 93：137-146, 2013

4) Saag K, Lindsay R, Kriegman A, et al：A single zoledronic acid infusion reduces bone resorption markers more rapidly than weekly oral alendronate in postmenopausal women with low bone mineral density. Bone 40：1238-1243, 2007

5) Sakai A, Ito M, Tomomitsu T, et al：Efficacy of combined treatment with alendronate (ALN)

and eldecalcitol, a new active vitamin D analog, compared to that of concomitant ALN, vitamin D plus calcium treatment in Japanese patients with primary osteoporosis. Osteoporos Int 26：1193-1202, 2015

6）Ravn P, Hosking D, Thompson D, et al：Monitoring of alendronate treatment and prediction of effect on bone mass by biochemical markers in the early postmenopausal intervention cohort study. J Clin Endocrinol Metab 84：2363-2368, 1999

7）Nenonen A, Cheng S, Ivaska KK, et al：Serum TRACP 5b is a useful marker for monitoring alendronate treatment：comparison with other markers of bone turnover. J Bone Miner Res 20：1804-1812, 2005

8）Bauer DC, Black DM, Garnero P, et al：Change in bone turnover and hip, non-spine, and vertebral fracture in alendronate-treated women：the fracture intervention trial. J Bone Miner Res 19：1250-1258, 2004

9）Eastell R, Barton I, Hannon RA, et al：Relationship of early changes in bone resorption to the reduction in fracture risk with risedronate. J Bone Miner Res 18：1051-1056, 2003

10）Hochberg MC, Silverman SL, Barr CE, et al：The utility of changes in serum levels of C-terminal telopeptide of type I collagen in predicting patient response to oral monthly ibandronate therapy. J Clin Densitom 13：181-189, 2010

11）Mori Y, Kasai H, Ose A, et al：Modeling and simulation of bone mineral density in Japanese osteoporosis patients treated with zoledronic acid using tartrate-resistant acid phosphatase 5b, a bone resorption marker. Osteoporos Int 29：1155-1163, 2018

12）Kasai H, Mori Y, Ose A, et al：Prediction of fracture risk from early-stage bone markers in patients with osteoporosis treated with once-yearly administered zoledronic acid. J Clin Pharmacol 61：606-613, 2021

13）Diez-Perez A, Naylor KE, Abrahamsen B, et al：International Osteoporosis Foundation and European Calcified Tissue Society Working Group. Recommendations for the screening of adherence to oral bisphosphonates. Osteoporos Int 28：767-774, 2017

14）Watts NB, Chines A, Olszynski WP, et al：Fracture risk remains reduced one year after discontinuation of risedronate. Osteoporos Int 19：365-372, 2008

15）Bone HG, Hosking D, Devogelaer JP, et al：Ten years' experience with alendronate for osteoporosis in postmenopausal women. N Engl J Med 350：1189-1199, 2004

16）Black DM, Reid IR, Boonen S, et al：The effect of 3 versus 6 years of zoledronic acid treatment of osteoporosis：A randomized extension to the HORIZON-Pivotal Fracture Trial (PFT). J Bone Miner Res 27：243-254, 2012

17）Black DM, Reid IR, Cauley JA, et al：The effect of 6 versus 9 years of zoledronic acid treatment in osteoporosis：A randomized second extension to the HORIZON-Pivotal Fracture Trial (PFT). J Bone Miner Res 30：934-944, 2015

18）Naylor KE, McCloskey EV, Jacques RM, et al：Clinical utility of bone turnover markers in monitoring the withdrawal of treatment with oral bisphosphonates in postmenopausal osteoporosis. Osteoporos Int 30：917-922, 2019

19）Sølling AS, Harsløf T, Bruun NH, et al：The predictive value of bone turnover markers during discontinuation of alendronate：the PROSA study. Osteoporos Int 32：1557-1566, 2021

（髙田潤一）

Q13 骨吸収抑制薬を使った場合，骨代謝マーカーはどのように変化しますか？

②選択的エストロゲン受容体モジュレーター（SERM）/ホルモン補充療法（HRT）

A13-② 閉経後骨粗鬆症の原因は卵巣機能の低下から起こる急激な女性ホルモン（エストロゲン）の減少であり，骨粗鬆症治療薬として女性ホルモン薬は骨密度上昇，脆弱性骨折の発生抑制とともに亢進した骨代謝回転を抑制する。SERMは，骨組織に対してはエストロゲン作用，乳腺組織や子宮内膜には抗エストロゲン作用を示すため，エストロゲンの副作用を軽減あるいは解消し，骨量増加，骨折抑制効果が期待される。SERMあるいはHRTによる骨粗鬆症治療では，骨代謝マーカーの低下はビスホスホネート薬と比べ軽度であり，その特性を理解したうえでの臨床利用が必要である。

● キーワード エストロゲン，ホルモン補充療法(HRT)，選択的エストロゲン受容体モジュレーター（SERM），ラロキシフェン，バゼドキシフェン，骨吸収マーカー

解説

原発性骨粗鬆症は性差を超えてエストロゲンの欠乏がその原因である

　閉経後骨粗鬆症はエストロゲンの急激な低下が主因で，骨代謝が亢進し，骨量が減少することで骨折の危険性が高まった状態である。骨粗鬆症という疾患概念は1941年，Albright[1]らが骨軟化症や線維性骨炎とは区別される疾患として記載し，その原因はエストロゲンの低下にあることを示した。その後，臨床研究の進展と骨塩定量の技術的進歩などを背景に，骨粗鬆症の概念および定義も最近大きく変化した。現在では骨粗鬆症は，性差を超えて，エストロゲンの減少から起こる，骨リモデリングの亢進に起因する骨密度の低下，構造劣化，二次石灰化度の低下，酸化ストレスや糖化亢進により骨の脆弱性が高まる疾患とされている。発症機序から考えれば原発性骨粗鬆症，特に閉経後骨粗鬆症にはエストロゲンを使用する根拠が十分に存在する。

閉経が骨代謝回転に及ぼす影響

　ホルモン補充療法(hormone replacement therapy：HRT)は閉経後の女性にエストロゲンを投与して，閉経前と同様の骨代謝回転に戻すことで骨密度を増加させる治療法である。したがって閉経前後での骨代謝状態を知ることは重要である。健常日本人女性で45〜55歳の集団を閉経の前後で2群に分け，エストロゲン欠乏が骨代謝回転に及ぼす影響をみた報告では，閉経後では閉経前に比較して腰椎骨密度は約10％低下したが[2]，骨吸収マーカーであるピリジノリン(PYD)は33％，デオキシピリジノリン(DPD)は75％，I型コラーゲン架橋N-テロペプチド(NTX)は110％，I型コラーゲン架橋C-テロペプチド(CTX)は167％それぞれ増加した。一方，骨形成マーカーであるアルカリホスファターゼ(ALP)は55％，インタクトオステオカルシン(Intact OC)は26％上昇した[3]。このことから閉経により骨代謝回転は著明に亢進し，骨吸収が骨形成を上回るために，閉経後は骨密度が急激に低下することがわかる。

ホルモン補充療法開始時の骨代謝マーカーの評価

　治療開始前の値によりHRTを施行した際の治療効果が予想できるのかは臨床上重要な問題である。HRT開始時の骨代謝マーカーの基礎値を四分位解析し治療効果との関係をみた報告[4]では，骨吸収マーカーでは尿中I型コラーゲン架橋N-テロペプチド(uNTX)のみが，骨形成マーカーではオステオカルシン(OC)のみが1年後の腰椎骨密度変化率と基礎値との有意な相関を示した。しかし，いずれの骨代謝マーカーの基礎値も大腿骨近位部の骨密度変化率とは有意な相関は認めなかった。

ホルモン補充療法による治療効果の判定

　骨量測定により効果を判定するには少なくとも1〜2年の期間を要する。骨密度の増加率と骨代謝マーカーの抑制率は正の相関を示すため，骨代謝マーカーの抑制率が治療効果判定の指標となる。569人の閉経後女性に2年間17βエストラジオールパッチを用いたHRTでは，2年後の腰椎骨密度変化率と3カ月後の骨吸収マーカー変化率および実測値の間で有意な相関を認めた[5]。治療開始後3カ月の血中I型コラーゲン架橋C-テロペプチド(sCTX)，尿中I型コラーゲン架橋C-テロペプチド(uCTX)の変

表1 HRT を行った閉経後女性の骨代謝マーカーの３カ月，６カ月後の変化率あるいは実測値と，２年度の腰椎骨密度の変化率との相関

		3カ月		6カ月	
		変化率（%）	実測値	変化率（%）	実測値
BAP	r	−0.07	−0.12	−0.43	−0.13
	p	0.21	0.02	<0.001	0.01
OC	r	−0.14	−0.12	−0.40	−0.11
	p	0.006	0.002	0.001	<0.04
sCTX	r	−0.51	−0.32	-	-
	p	<0.001	<0.001		
uCTX	r	−0.52	−0.38	−0.58	−0.48
	p	<0.001	<0.001	<0.001	<0.001

r：相関係数，p：有意差，n=374〜388

Reprinted from Bone Vol.26, Delmas PD, et al., Monitoring individual response to hormone replacement therapy with bone markers., 553-560 Copyright (2020), with permission from Elsevier.

（文献5より引用）

化率および実測値はそれぞれ単独で２年後の腰椎骨密度を予測できるが，OC では変化率のみが予測可能であり，骨型アルカリホスファターゼ（BAP）では変化率，実測値のいずれを用いても予想できなかった（**表1**）。治療開始後２年の時点で腰椎骨密度の増加率が2.26％以上のレスポンダーを90％以上の特異度で識別できる骨代謝マーカーの治療開始後３カ月，６カ月でのカットオフ値を求めた。骨形成マーカーである BAP の変化率の感度は49.4％で，実測値と変化率の両者を用いると感度は63.6％へ増加した。骨吸収マーカーでは，sCTX が治療開始後３カ月で33％以上減少すると感度は60％，６カ月では53％以上減少すると感度は68％となる。

　Chesnut ら[6]の報告では HRT 開始後６カ月後の uNTX 値を四分位に層別，比較したところ，６カ月間の HRT 施行にて NTX 値が最も低下した群では腰椎骨密度が最も増加した。すなわち HRT による骨吸収抑制により uNTX 値が最も低下した患者では骨密度増加効果が高いことを示している。

SERM による骨粗鬆症治療

　選択的エストロゲン受容体モジュレーター（selective estrogen receptor

modulator：SERM)はエストロゲン受容体に結合し，組織特異的にエスト
ロゲン，抗エストロゲン作用を発揮する化合物である。骨組織に対しては
エストロゲン作用すなわち骨量増加作用，骨代謝の改善，骨粗鬆症による
骨折の抑制効果が認められ，乳腺組織や子宮内膜には抗エストロゲン作用
を示すため，エストロゲンの副作用を軽減あるいは解消し，骨量増加，骨
折抑制効果が期待され[7]，閉経後骨粗鬆症の治療薬としてラロキシフェン
やバゼドキシフェンが骨粗鬆症治療薬として使用されている。

ラロキシフェンによる骨粗鬆症治療（MORE study の結果から）

　MORE study[7]は，25 カ国，7,705 人の 80 歳以下の閉経後骨粗鬆症患者
を対象に，プラセボ，ラロキシフェン 60mg/ 日，120mg/ 日の 3 群で 3 年
＋ 1 年の観察期間で新規骨折の発生頻度を解析したものである。

　ラロキシフェンによる閉経後骨粗鬆症の治療では，骨密度は増加するも
のの，その増加率は 3 年間の治療により腰椎骨密度で平均 3.2%，大腿骨
頚部骨密度は平均 1.0％で，プラセボ群と比較して有意差はあるものの，
この値はアレンドロネートやリセドロネートなど窒素含有のビスホスホ
ネート薬と比較すると小さいと考えられる。しかし治療による椎体骨の新
規骨折抑制効果は，治療開始 3 年で既存骨折のない骨粗鬆症では 55%，
既存骨折のある骨粗鬆症でも 30%でビスホスホネート薬と同等と考えら
れている。治療効果発現の機序として Sarkar らは骨密度増加よりも骨代
謝の改善が大きいとしている[8][9]。3 年間の大腿骨近位部の骨密度変化率
と新規椎体骨折発生率との関係を検討したところ，各変化率レベルでのプ
ラセボ群に対するラロキシフェン群の相対的な骨折率低下効果は，骨密度
変化率の高低にかかわらずあまり変わらないという。またラロキシフェン
の骨折リスク低下に対する骨密度の寄与率は 4％で，残り 96％は骨密度
以外の要因によることが示された。つまりラロキシフェンによる椎体骨折
抑制効果は骨代謝改善によると考えられる。すなわちラロキシフェン投与
により，異常亢進していた骨代謝回転は生理的範囲内に抑制され，骨形成
と骨吸収の均衡が保たれる結果，二次石灰化を含む骨形成が正常に行われ
骨強度の改善に結びつくと考えられている。測定された骨代謝マーカーは
OC，uCTX，BAP，I 型プロコラーゲン-C-プロペプチド(P1CP)で，い
ずれも治療開始後 6 カ月の時点でプラセボ群と比較して有意な減少が認め

られた。Sarkar らによる MORE study のサブ解析[9]では，重回帰分析をしたところ，ラロキシフェン投与による新規椎体骨折抑制の予測には治療開始時の骨密度や他のマーカーよりも OC の低下率が有用であるという結果が得られている。また大腿骨近位部の骨密度変化率と OC の低下率を比較して，新規椎体骨折リスクの減少には OC の減少がより強く関与することを示している。

バゼドキシフェン使用時の骨代謝マーカー

海外第Ⅲ相臨床試験(301WW 試験)[10]は，閉経後骨粗鬆症患者 7,492 人を対象に世界 29 カ国で行われた。プラセボ群と比較して新規椎体骨折は 42％減少し，この抑制はラロキシフェンと同様であった。非椎体骨折の抑制効果は全体の集団ではプラセボ群と有意差は認められなかったが，骨折リスクの高い症例(大腿骨頚部骨密度の T スコアが−3SD 以下，または投与前に 1 カ所以上の中等度または高度の椎体骨折もしくは複数の軽度椎体骨折が認められた 1,772 人)の追加解析では，プラセボ群あるいはラロキシフェン群に比較して非椎体骨折の有意な低下が確認されている。この試験では骨形成マーカーとして OC が，骨吸収マーカーとして sCTX が測定されており，ともに有意な減少が確認されている。

国内で行われた臨床試験[11]でも海外臨床試験と同様に腰椎，大腿骨の有意な骨密度上昇が確認され，同時に測定された骨代謝マーカー(sCTX，u ならびに sNTX，OC)は投与 12 週目から有意な減少が認められ，この抑制は投与期間中維持された。

骨質マーカーについて

今までの骨代謝マーカーの概念とは異なる骨質評価のマーカーである骨コラーゲン架橋異常も注目され始めている。骨基質の主要な構成成分であるコラーゲンの分子間に終末糖化産物(advanced glycation end-products：AGEs)の 1 つであるペントシジンが増加すると骨の脆弱性が亢進する。ペントシジンやコラーゲンの AGE 化を促進するホモシステインも『骨粗鬆症診療における骨代謝マーカーの適正使用ガイド 2018 年版』に掲載されている。ただし現在までにわが国における骨マトリックス関連マーカーと薬物選択に関してはエビデンスが不足している。理論的には抗酸化作用

をもつ薬物を使用することで骨質が改善され，骨折抑制効果が期待されるはずである。SERM では抗酸化作用が証明されており，ペントシジンやホモシステインが高値の場合，選択肢となりえる[12]。しかし，現在のところこれら骨マトリックス関連マーカーでは治療介入の基準値や効果判定基準が設定されておらず，SERM を用いた治療の際に効果を確認するために測定することは推奨できない。

実臨床での骨代謝マーカー測定

　SERM あるいはエストロゲンを用いた骨粗鬆症治療では，亢進した骨代謝を抑制することで骨量増加，骨質改善，骨折リスクの低下が期待される。そのため治療開始前に骨吸収マーカーを測定することが推奨される。エビデンスのある骨吸収マーカーとして PYD，DPD，NTX，CTX，酒石酸抵抗性酸ホスファターゼ-5b（TRACP-5b）が有用と考える。

　骨形成と骨吸収のバランスをみる意味で，骨形成マーカーの測定も重要である。骨形成マーカーでは BAP，I 型プロコラーゲン-N-プロペプチド（P1NP），OC が有用とされ，測定時期は治療開始後 3 ～ 6 カ月後が推奨されるが，OC は保険診療では特定の疾患でしか認められていないこと，骨吸収マーカーと骨形成マーカーを同時測定した場合査定される可能性があることに注意が必要である。

●文献

1) Albright F, Smith PH, Richardson AM：Postmenopausal osteoporosis：Its clinical features. JAMA 116：2465-2474, 1941
2) Taguchi Y, Gorai I, Chaki O, et al：Differences in bone resorption after menopause in Japanese women with normal or low bone mineral density: quantitation of urinary cross-linked N-telopeptides. Calcif Tissue Int 62：359-369, 1998
3) 五来逸雄：加齢による骨代謝の変化とエストロゲンの生理学的意義に関する研究. 日産婦学会誌 49：537-545, 1997
4) Marcus R, Holloway L, Wells B, et al：The relationship of biochemical markers of bone turnover to bone density changes in postmenopausal women: results from the Postmenopausal Estrogen/progestin Interventions(PEPI) Trial. J Bone Miner Res 14：1583-1595, 1999
5) Delmas PD, Hardy P, Garnero P, et al：Monitoring individual response to hormone replacement therapy with bone markers. Bone 26：553-560, 2000
6) Chesnut CH Ⅲ, Bell NH, Clark GS, et al：Hormone replacement therapy in postmenopausal women; urinary N-telopeptide of type Ⅰ collagen monitors therapeutic effect and predicts response of bone mineral density. Am J Med 102：29-37, 1997
7) Ettinger B, Black DM, Mitlak BH, et al：Reduction of vertebral fracture risk in postmenopausal

women with osteoporosis treated with Raloxifene: Results from a 3-year randomized clinical trial. JAMA 282：637-645, 1999

8) Sarkar S, Mitlak BH, Wong M, et al：Relationships between bone mineral density and incident vertebral fracture risk with Raloxifene therapy. J Bone Miner Res 17：1-10, 2002

9) Sarkar S, Reginster JY, Crans GG, et al：Relationships between changes in biochemical markers of bone turnover and BMD to predict vertebral fracture risk. J Bone Miner Res 19：394-401, 2004

10) Silverman SL, Christiansen C, Genant HK, et al：Efficacy of Bazedoxifene in postmenopausal women with osteoporosis: results from 3-year, randomized, placebo-, and active-controlled clinical trial. J Bone Miner Res 23：1923-1934, 2008

11) Itabashi A, Yoh K, Chines AA, et al：Effects of Bazedoxifene on bone mineral density, bone turnover, and safety in postmenopausal Japanese women with osteoporosis. J Bone Miner Res 26：519-529, 2011

12) 斎藤 充，丸毛啓史：骨強度の規定因子の多様性における骨密度と骨質の関与．THE BONE 25：25-32, 2011

（茶木　修）

Q13　骨吸収抑制薬を使った場合，
骨代謝マーカーはどのように変化しますか？

③抗 RANKL 抗体薬

A13-③　デノスマブの投与により骨代謝マーカーは速やかに低下し，10 年間にわたり閉経前基準値の下限を維持する。骨代謝マーカーの低下作用はビスホスホネート薬よりも強力である。投与中止後は短期間に骨代謝マーカーの上昇がみられる。中止後のマーカー上昇に対して，アレンドロネート，ゾレドロン酸が有効であるとする報告がある。

●キーワード　デノスマブ，抗 RANKL 抗体，逐次療法，ビスホスホネート薬，
ロモソズマブ

解説

デノスマブ投与後の骨代謝マーカーの変動
①海外第Ⅲ相試験（FREEDOM 試験）

　海外第Ⅲ相試験とその後の 10 年間にわたる延長試験では，デノスマブは閉経後骨粗鬆症において血清Ⅰ型コラーゲン架橋 C-テロペプチド（sCTX）を投与 1 カ月後から低下させ，10 年間にわたり閉経前基準値下限を維持していた[1]。また，インタクトⅠ型プロコラーゲン-N-プロペプチド（Intact P1NP）は sCTX よりもやや遅れて低下し，sCTX と同様に 10 年間にわたり閉経前基準値下限を維持した（図 1）。さらに，酒石酸抵抗性酸ホスファターゼ-5b（TRACP-5b），骨型アルカリホスファターゼ（BAP）もデノスマブ投与後は速やかに低下する[2]。

　このように，デノスマブにおいても<u>骨吸収マーカーが先に低下し，少し遅れて骨形成マーカーが低下する</u>という骨吸収抑制薬に特徴的な変動が示されている。

②国内第Ⅲ相試験（DIRECT 試験）

　わが国の第Ⅲ相試験とその延長試験においても，デノスマブは投与 1 カ月後から sCTX を 70.9％低下させ，その値が 36 カ月間にわたり維持され

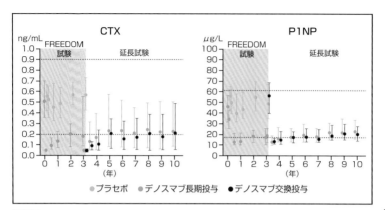

図1　FREEDOM試験とその延長試験の骨代謝マーカーの変動

破線：閉経前基準値　(CTX：0.20〜0.90 ng/mL，P1NP：17.4〜61.6 μg/L)。
Reprinted from Lancet Diabetes Endocrinol Vol.5, Bone HG, et al., 10 years of denosumab treatment in postmenopausal women with osteoporosis : results from the phase 3 randomised FREEDOM trial and open-label extension., 513-523, Copyright (2017), with permission from Elsevier.

（文献1より引用）

た。また，BAPは投与1カ月後に9.8％，3カ月後に50.2％低下し，その後36カ月間維持された[3]。

③市販後調査

3,000例を超える市販後調査において，デノスマブは3カ月でTRACP-5b，血清I型コラーゲン架橋N-テロペプチド(sNTX)，I型プロコラーゲン-N-プロペプチド(P1NP)，BAPがいずれも有意に低下し，その後36カ月にわたり有意な低下を維持した(図2)[4]。

ビスホスホネート薬との比較

デノスマブによる骨代謝マーカーの低下はアレンドロネートやゾレドロン酸よりも強力である。

①アレンドロネートとの比較(図3)

閉経後女性を対象にデノスマブまたはアレンドロネート(70 mg/週)を投与した結果，sCTXのベースラインからの低下は，投与12カ月後では

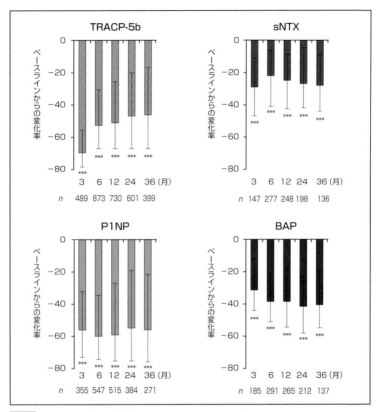

図2 デノスマブの国内市販後調査における骨代謝マーカーの変動

＊＊＊：p≦0.0001。

Brown JP et a l ., Comparison of the effect of denosumab and alendronate on BMD and biochemical markers of bone turnover in postmenopausal women with low bone mass : a randomized, blinded, phase 3 trial. ©John Wiley and Sons.

（文献4より引用）

両群間に有意差は認められなかった[5]。しかし，その間における測定時期（1，3，6，9カ月後）では，デノスマブはアレンドロネートよりも有意に低下率が大きかった。一方，Intact P1NP はすべての測定時期（1，3，6，9，12カ月後）においてデノスマブはアレンドロネートよりも有意に低値を示

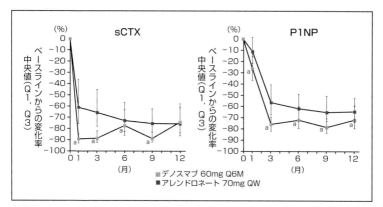

図3 デノスマブとアレンドロネートの骨代謝マーカーの変動

a：p＜0.0001 vs アレンドロネート。

(文献5より引用)

Chap

4

Q13-③

した。Intact P1NP が最低値を示したのはデノスマブでは3カ月後であったのに対し，アレンドロネートでは9カ月後であった。この結果から，<u>デノスマブはアレンドロネートよりも早期から強力に骨代謝マーカーを低下させる</u>ことが示された。

②ゾレドロン酸との比較（図4）

　経口ビスホスホネート薬を約6年間投与した閉経後骨粗鬆症患者にデノスマブまたはゾレドロン酸をランダム化して投与した結果，sCTX の低下率は10日目以降のすべての測定においてデノスマブはゾレドロン酸よりも有意に大きかった。また，P1NP の低下率も1カ月目以降はデノスマブが有意に大きかった[6]。

デノスマブ投与中止後の骨代謝マーカーの変動と骨折リスク

　<u>デノスマブを投与中止すると骨代謝マーカーが短期間にベースラインよりも上昇する</u>[7]。

　デノスマブを0，6，12，18カ月に投与した後，24カ月間休薬したDEFEND試験では，sCTX は27カ月後（デノスマブ最終投与から9カ月後）

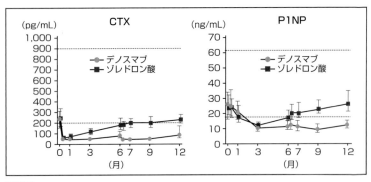

図4 デノスマブとゾレドロン酸の骨代謝マーカーの変動

破線：閉経前基準値（CTX；200〜900 pg/mL，P1NP；17.4〜61.6 ng/mL）。
Miller PD, et al., Denosumab or zoledronic acid in postmenopausal women with osteoporosis previously treated with oral bisphosphonates., J Clin Endocrinol Metab, 2016, 101, 3163-3170, by permission of Oxford University Press.

（文献6より引用）

にはベースライン値より高い値を示し，30カ月後にはベースラインよりも63％高い値まで上昇した。その後は低下し，42カ月後にはプラセボと同程度まで低下した。また，P1NPは36カ月後にベースライン値よりも47％高い値まで上昇し，48カ月後にベースライン値まで低下した（図5）。

　デノスマブ投与中止後に，頻度は多くないものの，多発椎体骨折が発生することが海外から報告された[8]。わが国でもデノスマブの添付文書には「本剤治療中止後，骨吸収が一過性に亢進し，多発椎体骨折があらわれることがあるので，投与を中止する場合には，本剤治療中止後に骨吸収抑制薬の使用を考慮すること」という記載がある。したがって，デノスマブ投与中止後は骨代謝回転の亢進に注意が必要である。

　このようなデノスマブ投与中止後の骨折リスクの1つとして，骨代謝マーカーの高値がある。デノスマブ投与前の骨吸収マーカー〔I型コラーゲン架橋C-テロペプチド（CTX），デオキシピリジノリン（DPD）〕の高値は，中止後の多発椎体骨折のリスク（odds ratio：3.164，p＝0.034）となる。さらに，デノスマブ投与中止後のこれらのマーカーの高値は，その後の新規椎体骨折（hazard ratio：1.78，p＜0.0001），多発椎体骨折（odds ratio：2.31，p＜0.0001），椎体骨折数（incidence rate ratio：2.01，p＝0.001）のリスクとなる[9]。

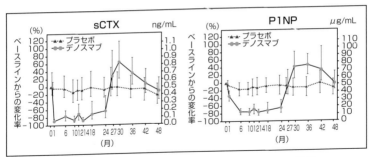

図5 デノスマブ2年間投与後中止2年間の骨代謝マーカーの変動

Bone HG, et al., Effects of denosumab treatment and discontinuation on bone mineral density and bone turnover markers in postmenopausal women with low bone mass, 2011, J Clin Endocrinol Metab, 96 ,972-980, by permission of Oxford University Press.

（文献7より引用）

デノスマブから他剤への逐次療法

①ロモソズマブ

　ロモソズマブを24カ月，デノスマブを12カ月投与した後に，再度，ロモソズマブを投与した海外の試験がある[10]。デノスマブを1年（12カ月）間投与した後にロモソズマブを再投与すると，42カ月（ロモソズマブ再投与開始6カ月後）で，低下していたP1NPはベースラインにまで上昇した。その後は48カ月後までベースラインより高い値を継続した。β-CTXは，ロモソズマブ再投与開始後3カ月（39カ月）にはベースラインにまで上昇し，42週をピークに低下がみられた。

②遺伝子組換えテリパラチド（フォルテオ®）

　DATA-Switch studyでは，デノスマブを2年間投与後に遺伝子組換えテリパラチド（フォルテオ®）を2年（24カ月）間投与した。デノスマブから遺伝子組換えテリパラチド（フォルテオ®）への切り替え後は，オステオカルシン（OC）はベースラインよりも6カ月後で275％，24カ月後で159％，sCTXは6カ月後で183％，24カ月後で42％の上昇がみられた[11]。このように，遺伝子組換えテリパラチド（フォルテオ®）へ切り替え後sCTXは速やかに上昇し，その後低下に転じる。しかし，このような骨吸収マーカーの上昇は遺伝子組換えテリパラチド（フォルテオ®）の国内試験の報告でみ

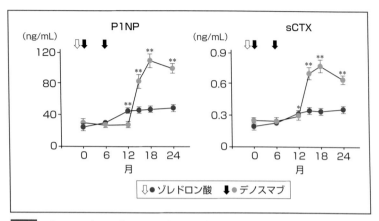

図6 デノスマブからゾレドロン酸への逐次療法における骨代謝マーカーの変動

＊：p＜0.05 vs ベースライン，＊＊：p＜0.001 vs ベースラインと両群間。
Anastasilakis AD, et al., Zoledronate for the prevention of bone loss in women discontinuing denosumab treatment. A prospective 2-year clinical trial ©John Wiley and Sons.

（文献14より改変引用）

られる sCTX の変動様式，すなわち 3 カ月後にベースラインよりも有意に上昇し，それが 24 カ月後も維持されるという変動とは異なる[12]。むしろデノスマブ投与中止による骨代謝回転の亢進であることが考えられるので注意が必要である。

③アレンドロネート

　デノスマブを 1 年(12 カ月)間投与した後にアレンドロネートを 1 年(12 カ月)間投与すると，CTX の変化率(中央値)は，12，18，24 カ月後でそれぞれ−69.1％，−64.7％，−54.8％であった[13]。また，P1NP も同様に−67.7％，−57.0％，−53.1％の変化率を示した。このように，デノスマブの投与期間が 1 年間であれば，アレンドロネートに変更しても著明な骨代謝マーカーの上昇はみられなかった。

④ゾレドロン酸

　デノスマブの投与(平均 2.2 年)により，骨量減少(Tスコア＞−2.5)に達

した閉経後骨粗鬆症患者を対象に，ゾレドロン酸単回投与群またはデノスマブ2回投与群にランダムに分けた[14]。デノスマブ2回投与群では1年（12カ月）間は変動がみられなかったものの，15カ月後（最終デノスマブ投与9カ月後）に，P1NPとCTXは大きく上昇し，ゾレドロン酸単回投与群よりも有意に高い値を示した。これに対し，ゾレドロン酸単回投与群では1年（12カ月）間でCTXおよびP1NPは軽度の増加を示したが，それ以降は安定した値で経過した（図6）。

他剤からデノスマブへの逐次療法
①ロモソズマブ，遺伝子組換えテリパラチド（フォルテオ®）

　骨形成促進薬〔ロモソズマブ，遺伝子組換えテリパラチド（フォルテオ®）〕からデノスマブを投与すると，骨形成マーカー，骨吸収マーカーはともに速やかに低下する[11)15]。

②ビスホスホネート薬

　ビスホスホネート薬からデノスマブへの逐次療法に関するいくつかの報告がある[6)16)-18]。

　前述の経口ビスホスホネート薬からデノスマブまたはゾレドロン酸への逐次療法の報告と同様に，ビスホスホネート薬からデノスマブまたはアレンドロネート，イバンドロネート，リセドロネートへの逐次療法では，デノスマブはこれらのビスホスホネート薬よりもsCTX，P1NPを有意に低下させた。

●文献

1) Bone HG, Wagman RB, Brandi ML, et al：10 years of denosumab treatment in postmenopausal women with osteoporosis：results from the phase 3 randomised FREEDOM trial and open-label extension. Lancet Diabetes Endocrinol 5：513-523, 2017

2) Eastell R, Christiansen C, Grauer A, et al：Effects of denosumab on bone turnover markers in postmenopausal osteoporosis. J Bone Miner Res 26：530-537, 2011

3) Sugimoto T, Matsumoto T, Hosoi T, et al：Three-year denosumab treatment in postmenopausal Japanese women and men with osteoporosis：results from a 1-year open-label extension of the Denosumab Fracture Intervention Randomized Placebo Controlled Trial（DIRECT）. Osteoporos Int 26：765-774, 2015

4) Tanaka S, Mizutani H, Tsuruya E, et al：Long-term safety and effectiveness of denosumab in Japanese patients with osteoporosis：3-year post-marketing surveillance study. J Bone Miner Metab 39：463-473, 2021

Chap
4
Q13-③

5) Brown JP, Prince RL, Deal C, et al : Comparison of the effect of denosumab and alendronate on BMD and biochemical markers of bone turnover in postmenopausal women with low bone mass : a randomized, blinded, phase 3 trial. J Bone Miner Res 24 : 153-161, 2009

6) Miller PD, Pannacciulli N, Brown JP, et al : Denosumab or zoledronic acid in postmenopausal women with osteoporosis previously treated with oral bisphosphonates. J Clin Endocrinol Metab 101 : 3163-3170, 2016

7) Bone HG, Bolognese MA, Yuen CK, et al : Effects of denosumab treatment and discontinuation on bone mineral density and bone turnover markers in postmenopausal women with low bone mass. J Clin Endocrinol Metab 96 : 972-980, 2011

8) Cummings SR, Ferrari S, Eastell R, et al : Vertebral fractures after discontinuation of denosumab : A post hoc analysis of the randomized placebo-controlled FREEDOM Trial and its extension. J Bone Miner Res 33 : 190-198, 2018

9) Burckhardt P, Faouzi M, Buclin T, et al : Fractures after denosumab discontinuation : A retrospective study of 797 cases. J Bone Miner Res 36 : 1717-1728, 2021

10) Kendler DL, Bone HG, Massari F, et al : Bone mineral density gains with a second 12-month course of romosozumab therapy following placebo or denosumab. Osteoporos Int 30 : 2437-2448, 2019

11) Leder BZ, Tsai JN, Uihlein AV, et al : Denosumab and teriparatide transitions in postmenopausal osteoporosis (the DATA-Switch study) : extension of a randomised controlled trial. Lancet 386 : 1147-1155, 2015

12) Miyauchi A, Matsumoto T, Sugimoto T, et al : Effects of teriparatide on bone mineral density and bone turnover markers in Japanese subjects with osteoporosis at high risk of fracture in a 24-month clinical study : 12-month, randomized, placebo-controlled, double-blind and 12-month open-label phases. Bone 47 : 493-502, 2010

13) Kendler D, Chines A, Clark P, et al : Bone mineral density after transitioning from denosumab to alendronate. J Clin Endocrinol Metab 105 : e255-264, 2020

14) Anastasilakis AD, Papapoulos SE, Polyzos SA, et al : Zoledronate for the prevention of bone loss in women discontinuing denosumab treatment. A prospective 2-year clinical trial. J Bone Miner Res 34 : 2220-2228, 2019

15) Cosman F, Crittenden DB, Adachi JD, et al : Romosozumab treatment in postmenopausal women with osteoporosis. N Engl J Med 375 : 1532-1543, 2016

16) Kendler DL, Roux C, Benhamou CL, et al : Effects of denosumab on bone mineral density and bone turnover in postmenopausal women transitioning from alendronate therapy. J Bone Miner Res 25 : 72-81, 2010

17) Recknor C, Czerwinski E, Bone HG, et al : Denosumab compared with ibandronate in postmenopausal women previously treated with bisphosphonate therapy : a randomized openlabel trial. Obstet Gynecol 121 : 1291-1299, 2013

18) Roux C, Hofbauer LC, Ho PR, et al : Denosumab compared with risedronate in postmenopausal women suboptimally adherent to alendronate therapy : Efficacy and safety results from a randomized open-label study. Bone 58 : 48-54, 2014

（髙田潤一）

Q14 骨形成促進薬を使った場合，骨代謝マーカーはどのように変化しますか？

①副甲状腺ホルモン（PTH）薬

A14-① 遺伝子組換えテリパラチド（フォルテオ®）とテリパラチド酢酸塩（テリボン®）はともに骨形成促進薬として重症骨粗鬆症に使用されるが，投与後の骨代謝マーカーの変化が一見まったく異なる。これら両テリパラチドは，骨形成マーカーと骨吸収マーカーの変動差によりアナボリックウィンドウを形成するという点では共通しており，このウィンドウの大きさが骨密度増加に関連する。

● キーワード 遺伝子組換えテリパラチド，テリパラチド酢酸塩，アナボリックウィンドウ，P1NP，BAP，OC

解説

　副甲状腺ホルモン（parathyroid hormone：PTH）の持続投与では骨吸収が促進される一方，間歇投与では骨形成が促進され，アナボリックな作用を呈する。このアナボリックな作用に注目して，現在骨形成促進薬として，PTHのN端34アミノ酸から成るPTH薬（テリパラチド）が2種類使用可能である。遺伝子組換えテリパラチド（フォルテオ®）は連日皮下注射製剤（20 μg/日）であり，テリパラチド酢酸塩（テリボン®）は週1回皮下注射製剤（56.5 μg/回）と週2回皮下注射製剤（28.2 μg/回）があり，ともに骨密度を増加させ骨折抑制効果をもつことが報告されている。しかし，遺伝子組換えテリパラチド（フォルテオ®）とテリパラチド酢酸塩（テリボン®）とでは，骨代謝マーカーの変化に違いがある。

遺伝子組換えテリパラチド（フォルテオ®）

　遺伝子組換えテリパラチド（フォルテオ®）では，投与早期に骨形成マーカーが上昇する。これに遅れて骨吸収マーカーの上昇を認め，アナボリックウィンドウと呼ばれる骨形成優位の骨代謝回転状態となる。投与早期の骨代謝マーカーの変化に注目すると，骨形成マーカーの上昇はI型プロコ

ラーゲン-N-プロペプチド(P1NP)，Ⅰ型プロコラーゲン-C-プロペプチ
ド(P1CP)，オステオカルシン(OC)，骨型アルカリホスファターゼ(BAP)
の順に高く，骨吸収マーカーは，投与2週でⅠ型コラーゲン架橋N-テロ
ペプチド(NTX)，Ⅰ型コラーゲン架橋C-テロペプチド(CTX)が一過性
に低下したと報告されている[1]。遺伝子組換えテリパラチド(フォルテオ®)
投与1カ月後のP1NP上昇量が，将来の骨密度増加とよく相関すること
も知られており[2][3]，P1NPはテリパラチドの効果予測に適しているとい
える。また，骨形成マーカーの上昇が骨吸収マーカーの上昇に先駆けて生
じるため，骨形成が促進されるフェーズであるアナボリックウィンドウが
形成されることが，テリパラチドの特徴である。

　一方，ビスホスホネート薬投与後の遺伝子組換えテリパラチド(フォル
テオ®)投与では，P1NPによる骨密度予測能が低下することが報告され
ている[4]。第Ⅲ相ランダム化試験であるSTRUCTURE試験は，3年間以
上ビスホスホネート薬で治療されても総大腿骨，大腿骨頸部骨密度が
T-score＜－2.5である閉経後女性を対象とした試験である。ロモソズマ
ブ群における骨密度に対するP1NPの予測能は良好であったが，遺伝子
組換えテリパラチド(フォルテオ®)群においては，91%に投与1カ月後に
P1NP 10 μg/L以上の上昇を認めたが，総大腿骨では60%，大腿骨頸部
では12%の患者に骨密度増加を認めなかった。前治療がビスホスホネー
ト薬である場合には，P1NPの解釈に注意が必要である。

　遺伝子組換えテリパラチド(フォルテオ®)の投与が2年に近づくにつれ，
骨密度増加作用の減弱が観察される。その際，骨形成マーカーの増加も抑
制されるが，これは骨細胞・骨芽細胞で発現しているDickkopf-1 (DKK-1)
の上昇により説明されている[5]。

　慢性腎臓病(chronic kidney disease：CKD)を合併した骨粗鬆症患者に
おいても，P1NPの変化について報告されている[6]。1,882症例における
市販後調査で，CKDステージ4とステージ5の33症例について検討さ
れており，これらの症例でも投与3カ月でP1NPが上昇し，24カ月で腰
椎骨密度が増加した。

　遺伝子組換えテリパラチド(フォルテオ®)は骨密度増加に有用であるば
かりではなく，頚部動脈超音波検査により計測される，動脈硬化の指標で
ある内膜中膜複合体(intima media thickness：IMT)の肥厚を改善する[7]。

しかし，内膜中膜複合体の肥厚改善度と，P1NP をはじめとする骨代謝マーカーの相関は認められていない。テリパラチドによる動脈硬化の改善には，血清リン濃度低下作用の関与が示されている。さらに遺伝子組換えテリパラチド（フォルテオ®）は骨質改善作用も報告されている。骨質の指標の 1 つである海綿骨スコア（trabecular bone score：TBS）を遺伝子組換えテリパラチド（フォルテオ®）は改善するが，TBS と骨代謝マーカーとの相関は認められていない[8]。

　遺伝子組換えテリパラチド（フォルテオ®）とデノスマブ（60 mg/6 カ月）の併用療法における骨代謝マーカーについて報告されている[9]。遺伝子組換えテリパラチド（フォルテオ®）単独投与では，腰椎骨密度は投与開始 6，12 カ月後の P1NP 変化量と，12 カ月後の OC 変化量と正相関したが，大腿骨骨密度・橈骨遠位端 3 分の 1 の骨密度とは相関が認められなかった。一方，デノスマブ単独投与では，腰椎骨密度は投与 3，6，12 カ月の P1NP，OC，CTX と負に相関していた。また，遺伝子組換えテリパラチド（フォルテオ®）とデノスマブの併用では，腰椎骨密度は投与 3，6，12 カ月の P1NP と負に相関しており，遺伝子組換えテリパラチド（フォルテオ®）単独投与と異なり，骨代謝マーカーの使用に注意が必要である。

　遺伝子組換えテリパラチド（フォルテオ®）投与 24 カ月後に骨吸収抑制薬治療として，ミノドロン酸，ラロキシフェン，エルデカルシトールへランダムに割り付け，48 週間にわたる骨密度，骨代謝マーカーの変化について報告されている[10]。3 剤のうち，ミノドロン酸が最もよく骨代謝マーカーを抑制し，遺伝子組換えテリパラチド（フォルテオ®）投与後の腰椎・大腿骨骨密度を最も増加させた。

テリパラチド酢酸塩（テリボン®）

　テリパラチド酢酸塩（週 1 回テリボン®）は，遺伝子組換えテリパラチド（フォルテオ®）とはかなり異なる骨代謝マーカーの変化を呈する。テリパラチド酢酸塩（週 1 回テリボン®）の皮下投与による 15 日間の骨代謝マーカーの変化を検討したところ，骨形成マーカーである P1NP は投与開始後 4 〜 8 時間で低下，その後上昇して 12 〜 24 時間後には前値に復し，4 週後には頂値をとった後に低下した[11]。OC も投与開始後 24 時間まで低下後上昇し，4 週以降 24 週まで上昇が持続した。骨吸収マーカーである uNTX，デオ

キシピリジノリン（DPD）は，投与開始後 2 ～ 12 時間で急激に上昇後，4
週まで低下した。
　テリパラチド酢酸塩（週 1 回テリボン®）投与の 72 週間にわたる検討では，
P1NP は投与開始 4 週後に頂値となり，その後低下し，24 週目以降は前値
を下回った[12]。OC も投与開始 4 週後に頂値となり，その後低下し，72 週
で前値に復した。一方骨吸収マーカーである uNTX は，投与開始 4 週後以
降も 72 週まで変化が認められなかったが，プラセボ群では上昇していたた
め，投与群ではプラセボ群に比較し，有意な低下を認めた。
　このように，遺伝子組換えテリパラチド（フォルテオ®）とテリパラチド
酢酸塩（週 1 回テリボン®）では，骨代謝マーカーの変化が一見まったく異
なる。そこで，これらテリパラチドの骨形成作用が，数理モデルを用いて
検討された[13]。数理モデル構築にあたって，

1. テリパラチドによる骨形成は骨吸収に引き続いて生じる（カップリング）。
2. 骨吸収は石灰化骨（old bone）に一定の割合で生じる。
3. テリパラチドによる骨（new bone）形成は骨吸収量に比例した割合で生じる。
4. new bone は一定の割合で old bone に移行する。

と仮定したところ，TOWER 試験におけるテリパラチド酢酸塩（週 1 回テ
リボン®）治療後の骨密度および骨代謝マーカーの変化と最も適合した係
数を得ることができたと報告されている。
　テリパラチド酢酸塩（週 1 回テリボン®）（56.5 μg/回）とテリパラチド
酢酸塩（週 2 回テリボン®）（28.2 μg/回）を比較した，48 週間にわたる
ランダム化試験（TWICE 試験）において，テリパラチド酢酸塩（週 2 回テ
リボン®）はより高い腰椎骨密度増加作用と，より少ない薬剤関連副作用
率を示した[14]。骨代謝マーカーの変化では，テリパラチド酢酸塩（週 2 回
テリボン®）はより高い骨形成マーカー（P1NP，OC）の上昇と，より強い
骨吸収マーカー（uNTX，sCTX）の抑制を示した。
　TWICE 試験の骨代謝マーカーの変化が詳細に検討され，テリパラチド
酢酸塩（週 1 回テリボン®）とテリパラチド酢酸塩（週 2 回テリボン®）は試
験開始時の腰椎骨密度や骨代謝マーカーにかかわらず，腰椎骨密度を増加
することが示された[15]。テリパラチド酢酸塩（週 2 回テリボン®）において，

投与開始4週後のP1NPが12.0 μg/L以上上昇した場合，48週後の3%以上の腰椎骨密度増加を得る症例は89.6%と，P1NPの変化量は高い予測能を示した。

　一見，これら2つのテリパラチドは，骨代謝マーカーに対して異なる作用をもつようにみえる。しかし，いずれのテリパラチドでもアナボリックウィンドウが形成され，これが骨形成の促進に寄与しているものと考えられている。このように，これら骨形成促進薬の骨密度増加作用には，アナボリックウィンドウの形成が重要と考えられる。

●文献

1) Glover SJ, Eastell R, McCloskey EV, et al：Rapid and robust response of biochemical markers of bone formation to teriparatide therapy. Bone 45：1053-1058, 2009
2) Tsujimoto M, Chen P, Miyauchi A, et al：PINP as an aid for monitoring patients treated with teriparatide. Bone 48：798-803, 2011
3) Niimi R, Kono T, Nishihara A, et al：An algorithm using the early changes in PINP to predict the future BMD response for patients treated with daily teriparatide. Osteoporos Int 25：377-384, 2014
4) Takada J, Dinavahi R, Miyauchi A, et al：Relationship between P1NP, a biochemical marker of bone turnover, and bone mineral density in patients transitioned from alendronate to romosozumab or teriparatide: a post hoc analysis of the STRUCTURE trial. J Bone Miner Metab 38：310-315, 2020
5) Gatti D, Viapiana O, Idolazzi L, et al：The waning of teriparatide effect on bone formation markers in postmenopausal osteoporosis is associated with increasing serum levels of DKK1. J Clin Endocrinol Metab 96：1555-1559, 2011
6) Nishikawa A, Yoshiki F, Taketsuna M, et al：Safety and effectiveness of daily teriparatide for osteoporosis in patients with severe stages of chronic kidney disease: post hoc analysis of a postmarketing observational study. Clin Interv Aging 11：1653-1659, 2016
7) Yoda M, Imanishi Y, Nagata Y, et al：Teriparatide Therapy Reduces Serum Phosphate and Intima-Media Thickness at the Carotid Wall Artery in Patients with Osteoporosis. Calcif Tissue Int 97：32-39, 2015
8) Miyaoka D, Imanishi Y, Ohara M, et al：Effects of Teriparatide and Sequential Minodronate on Lumbar Spine Bone Mineral Density and Microarchitecture in Osteoporosis. Calcif Tissue Int 101：396-403, 2017
9) Tsai JN, Burnett-Bowie SM, Lee H, et al：Relationship between bone turnover and density with teriparatide, denosumab or both in women in the DATA study. Bone 95：20-25, 2017
10) Nakatoh S：Effect of osteoporosis medication on changes in bone mineral density and bone turnover markers after 24-month administration of daily teriparatide: comparison among minodronate, raloxifene, and eldecalcitol. J Bone Miner Metab 36：221-228, 2018
11) Sugimoto T, Nakamura T, Nakamura Y, et al：Profile of changes in bone turnover markers during once-weekly teriparatide administration for 24 weeks in postmenopausal women with osteoporosis. Osteoporos Int 25：1173-1180, 2014

12) Nakamura T, Sugimoto T, Nakano T, et al：Randomized Teriparatide [human parathyroid hormone (PTH) 1-34] Once-Weekly Efficacy Research (TOWER) trial for examining the reduction in new vertebral fractures in subjects with primary osteoporosis and high fracture risk. J Clin Endocrinol Metab 97：3097-3106, 2012

13) Tanaka S, Adachi T, Kuroda T, et al：New simulation model for bone formation markers in osteoporosis patients treated with once-weekly teriparatide. Bone Res 2：14043, 2014

14) Sugimoto T, Shiraki M, Fukunaga M, et al：Study of twice-weekly injections of Teriparatide by comparing efficacy with once-weekly injections in osteoporosis patients: the TWICE study. Osteoporos Int 30：2321-2331, 2019

15) Takada J, Yoshimura T, Uzawa T：Twice-weekly teriparatide improves lumbar spine BMD independent of pre-treatment BMD and bone turnover marker levels. J Bone Miner Metab 39：484-493, 2021

（今西康雄）

骨形成促進薬を使った場合，
骨代謝マーカーはどのように変化しますか？

②副甲状腺ホルモン関連蛋白（PTHrP）薬

A14-② アバロパラチドは骨形成促進薬の１つであるが，テリパラチドとは
異なる骨代謝マーカーの変化を示す。骨代謝マーカーの測定によりアバロ
パラチドの作用機序の理解とともに，治療効果の予測が可能である。

● キーワード　副甲状腺ホルモン関連蛋白薬，PTHrP，アバロパラチド酢酸塩，
アナボリックウィンドウ，P1NP，CTX

解説

　副甲状腺ホルモン関連蛋白薬であるアバロパラチド酢酸塩(abaloparatide
acetate)は，骨折の危険性の高い骨粗鬆症を効能・効果として，2021年に
厚生労働省より製造販売承認を取得した骨形成促進薬である。アバロパラ
チドは，ヒト副甲状腺ホルモン関連蛋白質（PTH related protein：
PTHrP)のN末端から34個のアミノ酸配列のうち，一部を改変したポリ
ペプチド〔PTHrP（1-34)〕で，副甲状腺ホルモン１型受容体(PTH
receptor type 1：PTHR1)を選択的に刺激する。成人には１日１回アバロ
パラチドとして80 μg を皮下に注射する。なお，本剤の投与は18カ月間
までとなっている。

　培養細胞を用いた検討では，PTHrP(1-34)はPTH（1-34)と同様に
PTHR1に結合する。PTHR1は共役型と非共役型の２種の構造をとるが，
アバロパラチドの共役型PTHR1への親和性はテリパラチド(teriparatide)
と同等であるが，非共役型PTHR1との親和性が低いために，骨吸収を促
進させず骨形成を促進させる[1]。マウスにおけるテリパラチドとアバロパ
ラチドの比較では，頭蓋骨組織像においてテリパラチドは破骨細胞マー
カーである酒石酸抵抗性酸ホスファターゼ(TRACP)陽性細胞と骨吸収窩
が増加したが，アバロパラチドではそれらの増加が認められなかった[2]。
また，アバロパラチドは骨吸収マーカーであるⅠ型コラーゲン架橋C-テ
ロペプチド(CTX)の血清濃度も抑制した。テリパラチドとアバロパラチ

　ドの投与頻度を増やし投与間隔を短くすると，アバロパラチドはテリパラチドと比較して骨芽細胞をより強く誘導したが，破骨細胞の誘導はより少なかった[3]。後肢非荷重ラットにおいても，アバロパラチドは骨吸収を増加させることなく，骨密度と骨強度を増加させた[4]。以上より，テリパラチドでは骨形成とともに骨吸収も増加するが，アバロパラチドでは骨吸収を増加させず骨形成のみ増加させることで，より強い骨密度増加作用を呈することが，基礎研究において示された。

　10カ国28施設において閉経後女性2,463人を対象に，第Ⅲ相臨床試験（2重盲検ランダム化試験）であるAbaloparatide Comparator Trial In Vertebral Endpoints（ACTIVE試験）が報告されている[5]。本試験では，アバロパラチド80 μg，遺伝子組換えテリパラチド（フォルテオ®）20 μg，またはプラセボを18カ月間にわたり皮下注射された。1次エンドポイントは椎体新規形態骨折発生率であるが，アバロパラチドはプラセボと比較してハザード比（HR）と95%信頼区間は0.14（0.05-0.39）と有意に抑制した。また，アバロパラチド対プラセボの非椎体骨折，全骨粗鬆症性骨折，臨床骨折のHRは，それぞれ0.57（0.32-1.00），0.30（0.15-0.61），0.57（0.35-0.91）であった。骨密度の変化率においては，アバロパラチド，遺伝子組換えテリパラチド（フォルテオ®）ともにプラセボと比較して，投与後全期間中（6，12，18カ月）有意に上昇した。一方アバロパラチドは遺伝子組換えテリパラチド（フォルテオ®）と比較して，全期間中大腿骨近位部，大腿骨頸部の骨密度は有意に上昇したが，腰椎骨密度は上昇傾向を示すものの有意ではなかった。ACTIVE試験のサブ解析では，椎体形態骨折発生抑制効果，非椎体骨折抑制効果，骨密度増加効果のいずれもが，試験開始時の年齢，骨密度，既存骨折の有無に依存していなかった[6]。ACTIVE試験における骨代謝マーカーの検討では，骨形成マーカーであるⅠ型プロコラーゲン-N-プロペプチド（P1NP）は，アバロパラチド，遺伝子組換えテリパラチド（フォルテオ®）ともにプラセボと比較して有意に上昇した[5]。しかし，投与後3，6，12，18カ月においては，遺伝子組換えテリパラチド（フォルテオ®）のほうがアバロパラチドよりも有意な上昇を示し，投与3カ月以降ではアバロパラチドでは低下した。CTXは，遺伝子組換えテリパラチド（フォルテオ®）投与後3，6，12，18カ月においてプラセボと比較して有意に上昇した。一方アバロパラチドは，投与後3，6，12カ月のみプラセボと比較して有意に

上昇した。アバロパラチドは遺伝子組換えテリパラチド（フォルテオ®）と比較して，投与後 3，6，12，18 カ月において有意に上昇率が低かった。すなわちアバロパラチドは投与早期の骨形成マーカーの増加は遺伝子組換えテリパラチド（フォルテオ®）と比較して大きいが，骨吸収マーカーの増加は遺伝子組換えテリパラチド（フォルテオ®）よりも乏しい。そのために<u>投与早期に大きなアナボリックウィンドウの形成が可能</u>と考えられる。また，投与前と投与後 3 カ月の P1NP または CTX の比が高いほど，投与後 18 カ月の腰椎骨密度増加率が高かった[7]。アバロパラチド，遺伝子組換えテリパラチド（フォルテオ®）を比較すると，アバロパラチドのほうが骨代謝マーカー比との相関が高かった。

アバロパラチドの投与早期の効果を検証するために，閉経後骨粗鬆症患者において，アバロパラチド治療前と投与 3 カ月後の 2 回，骨生検が施行された[8]。投与 1 カ月間のみならず 3 カ月間の P1NP，CTX の変化量は，海綿骨および皮質内の骨石灰化面（MS/BS）と正相関した。投与 1，3 カ月間の骨代謝マーカーの変化量は，骨形成のよい指標と考えられる。

ACTIVExtend 試験は ACTIVE 試験の延長試験であり，ACTIVE 試験参加のアバロパラチド群，プラセボ群に対し試験終了翌月よりアレンドロネートへ切替え，さらに 24 カ月の観察が行われた。アレンドロネートへの切替え後にも，アバロパラチドの骨折抑制効果は持続していた。アレンドロネートへの切替え後には両群とも P1NP，CTX は抑制され，アレンドロネート投与によりアバロパラチド群はプラセボ群とほぼ同等の骨密度増加を示した[9]。遺伝子組換えテリパラチド（フォルテオ®）投与後の骨吸収抑制薬治療の重要性が認識されているが[10]，アバロパラチド投与後においても同様と考えられる。

アバロパラチドの貼付薬も開発中である。300 μg のアバロパラチドを含有する貼付薬を用いてアバロパラチドを経皮吸収させるが，P1NP は投与 15 日目に前値と比較して 45.4%，投与 29 日目に 64.4% 増加し，効果が期待されている[11]。

<u>アバロパラチドは投与早期の骨形成マーカーの増加が，テリパラチドと比較して大きい。一方，骨吸収マーカーの増加はテリパラチドよりも乏しい。</u>基礎研究においてアバロパラチドはテリパラチドと異なり，骨吸収が乏し

く，一方骨形成が増加することが示されている。骨代謝マーカーの検討により，基礎研究のみならず臨床の場においても，同様の事象が確認される。また，骨代謝マーカーの変化が骨密度増加を予測することも示されており，ベッドサイドにおいて骨代謝マーカーの測定が重要であると考えられる。

●文献

1) Hattersley G, Dean T, Corbin BA, et al：Binding Selectivity of Abaloparatide for PTH-Type-1-Receptor Conformations and Effects on Downstream Signaling. Endocrinology 157：141-149, 2016

2) Arlt H, Mullarkey T, Hu D, et al：Effects of abaloparatide and teriparatide on bone resorption and bone formation in female mice. Bone Rep 13：100291, 2020

3) Makino A, Hasegawa T, Takagi H, et al：Frequent administration of abaloparatide shows greater gains in bone anabolic window and bone mineral density in mice: A comparison with teriparatide. Bone 142：115651, 2021

4) Teguh DA, Nustad JL, Craven AE, et al：Abaloparatide treatment increases bone formation, bone density and bone strength without increasing bone resorption in a rat model of hindlimb unloading. Bone 144：115801, 2021

5) Miller PD, Hattersley G, Riis BJ, et al：Effect of Abaloparatide vs Placebo on New Vertebral Fractures in Postmenopausal Women With Osteoporosis: A Randomized Clinical Trial. JAMA 316：722-733, 2016

6) Cosman F, Hattersley G, Hu MY, et al：Effects of Abaloparatide-SC on Fractures and Bone Mineral Density in Subgroups of Postmenopausal Women With Osteoporosis and Varying Baseline Risk Factors. J Bone Miner Res 32：17-23, 2017

7) Eastell R, Mitlak BH, Wang Y, et al：Bone turnover markers to explain changes in lumbar spine BMD with abaloparatide and teriparatide: results from ACTIVE. Osteoporos Int 30：667-673, 2019

8) Dempster DW, Zhou H, Rao SD, et al：Early Effects of Abaloparatide on Bone Formation and Resorption Indices in Postmenopausal Women With Osteoporosis. J Bone Miner Res 36：644-653, 2021

9) Bone HG, Cosman F, Miller PD, et al：ACTIVExtend：24 Months of Alendronate After 18 Months of Abaloparatide or Placebo for Postmenopausal Osteoporosis. J Clin Endocrinol Metab 103：2949-2957, 2018

10) 日本骨粗鬆症学会 骨粗鬆症の予防と治療ガイドライン作成委員会(編)：骨粗鬆症の予防と治療ガイドライン 2015 年版. ライフサイエンス出版, 東京, 2015

11) Miller PD, Troy S, Weiss RJ, et al：Phase 1b Evaluation of Abaloparatide Solid Microstructured Transdermal System (Abaloparatide-sMTS) in Postmenopausal Women with Low Bone Mineral Density. Clin Drug Investig 41：277-285, 2021

（今西康雄）

Q14 骨形成促進薬を使った場合，骨代謝マーカーはどのように変化しますか？

③抗スクレロスチン抗体薬

A14-③ ロモソズマブは，骨形成マーカーの上昇と，骨吸収マーカーの低下を来すことで，非常に大きいアナボリックウィンドウを形成する。もう1つの骨形成促進薬であるテリパラチドとは異なる骨代謝マーカーの変化を示し，かつテリパラチドよりも大きなアナボリックウィンドウを形成する。テリパラチドよりも優れた骨密度増加作用をロモソズマブが示す理由の1つと考えられている。

● キーワード　ロモソズマブ，スクレロスチン，デノスマブ，アレンドロネート，P1NP，CTX，アナボリックウィンドウ

解説

　スクレロスチンは骨細胞から分泌される糖蛋白質で，骨芽細胞の LRP5/6（low-density lipoprotein receptor-related protein 5 and 6）と結合し，古典的 Wnt-β カテニンシグナルを阻害し骨形成を抑制する。スクレロスチンは，加齢や閉経により骨細胞からの分泌が増加し，骨の脆弱化に寄与する。スクレロスチン遺伝子そのものの不活性型変異で生じる硬結性骨症や[1]，スクレロスチン遺伝子近傍の欠失によりスクレロスチン遺伝子の発現が低下する van Buchem 病においては[2]，スクレロスチンの機能低下により著しい骨密度の増加が生じる。

　スクレロスチンは，骨芽細胞機能を抑制し，破骨細胞機能を促進する。抗スクレロスチン抗体薬であるロモソズマブは，スクレロスチンの作用を阻害することで骨形成を促進するとともに骨吸収を抑制し，骨密度を増加させる[3]。閉経後骨粗鬆症患者 419 人を対象とした第Ⅱ相臨床試験では，12 カ月間にわたるロモソズマブ（140 mg/3 カ月，210 mg/3 カ月，70 mg/ 月，140 mg/ 月，210 mg/ 月）の投与により，骨形成マーカーであるⅠ型プロコラーゲン-N-プロペプチド（P1NP）の一過性の上昇と，骨吸収マーカーであるⅠ型コラーゲン架橋 C-テロペプチド（CTX）の抑制が認められたことか

ら，骨吸収を抑制し骨形成を増加させることが示された[4]。

さらに 12 カ月間ロモソズマブの投与を延長し計 24 カ月間のロモソズマブ投与後に，デノスマブ 60 mg/6 カ月投与群（n = 129）またはプラセボ群（n = 131）へランダム化され 12 カ月間観察された[5]。デノスマブ群においては P1NP，CTX ともにさらに低下し，腰椎・大腿骨骨密度はさらに上昇した。しかし，プラセボ群では P1NP は前値に復し CTX は著増し，腰椎・大腿骨骨密度も投与前近くまで低下した。ロモソズマブは骨吸収抑制作用をもつものの，デノスマブはロモソズマブのそれを上回る可能性が示され，ロモソズマブ後の骨吸収抑制薬投与の妥当性を示唆するものである。

その後，全症例に対しロモソズマブが 12 カ月間にわたり投与された[5]。プラセボ群においては初回のロモソズマブ投与時と同様に P1NP 上昇，CTX 低下とともに，腰椎・大腿骨骨密度の上昇が認められた。一方，デノスマブ群ではロモソズマブ投与による P1NP の立ち上がりが悪く，CTX は著増した。そしてロモソズマブ投与開始 3 ～ 6 カ月後では，腰椎・大腿骨骨密度の一過性の低下が認められた。その原因としては，デノスマブ中止後の骨吸収のリバウンドが考えられる。DEFEND 試験とその延長試験において，骨減少症を来す閉経後女性患者の骨密度および骨代謝マーカーに対するデノスマブ投与中止の影響が報告されている[6]。24 カ月間デノスマブを投与した後に中止されたが，デノスマブ投与中止により P1NP，CTX が増加し，腰椎・大腿骨骨密度の低下が認められた。また，デノスマブ 60 mg を 2 回以上投与された症例で，最終投与から 7 カ月以上中止した症例に多発圧迫骨折が増加することも報告されている[7]。デノスマブ投与後にロモソズマブを投与した場合，デノスマブによる骨吸収抑制効果が急激に消失し骨吸収が亢進するために，デノスマブの骨密度上昇作用が減弱したと考えられる。

ロモソズマブの第 II 相臨床試験が，日本国内 24 施設で行われた[8]。55 ～ 85 歳の閉経後骨粗鬆症患者 252 人を対象とした，プラセボ対照のランダム化試験で，ロモソズマブを 70, 140, 210 mg/ 月投与し，12 カ月間の骨密度の変化が検討された。腰椎・大腿骨いずれの部位でも，ロモソズマブ 210 mg/ 月投与群において，最も骨密度が増加した。骨代謝マーカーの変化をみると，P1NP はロモソズマブ投与開始 1 カ月後で最大値をとり，その後低下して，12 カ月後には前値へ復した。CTX は投与開始 1 週間後に

最低値となり，その後上昇に転じたが，12カ月後でもまだ前値よりも有意に低下していた。

　ロモソズマブのプラセボ対照試験であるFRAME試験（国際多施設共同第III相臨床試験）において，閉経後骨粗鬆症患者7,180人を対象として210 mg/月のロモソズマブ皮下投与を12カ月投与したところ，新規椎体骨折発生を有意に減少させた（相対リスク減少率73％）[9]。骨代謝マーカーは第II相臨床試験と同様に，骨形成マーカーの上昇と骨吸収マーカーの抑制が認められた。

　ロモソズマブのアレンドロネートを対照としたARCH試験（国際多施設共同第III相臨床試験）においては，4,093人の椎体骨折を有する閉経後骨粗鬆症患者において，ランダム化によりロモソズマブ210 mg/月またはアレンドロネート70 mg/週が投与された[10]。投与開始12カ月後では，ロモソズマブは有意に新規椎体骨折を抑制した。骨代謝マーカーでは，P1NPが投与1カ月後に一過性の上昇と呈し，その後低下した。また，CTXは投与後低下傾向を示した。12カ月間のランダム化後には，いずれの群もアレンドロネート70 mg/週の投与が行われたが，アレンドロネートへの切替え12カ月後においても，ロモソズマブによる椎体骨折減少の持続が確認された。アレンドロネートへの切替え後には，P1NP，CTXともにさらに低下した。

　第III相臨床試験として，北米，ラテンアメリカ，欧州の46施設において，ロモソズマブ210 mg/月と遺伝子組換えテリパラチド（フォルテオ®）20 μg/日のランダム化試験（STRUCTURE試験）が行われた[11]。対象はビスホスホネート薬を3年以上内服している，骨密度が骨粗鬆症レベルである閉経後骨粗鬆症患者436人で，ロモソズマブまたは遺伝子組換えテリパラチド（フォルテオ®）が12カ月間投与された。腰椎・大腿骨いずれの部位においても，骨密度増加率はロモソズマブが遺伝子組換えテリパラチド（フォルテオ®）を有意に上回った。骨代謝マーカーの変化をみると，P1NPはロモソズマブ投与開始1カ月後が頂値でその後低下した。投与開始1カ月後におけるP1NP上昇率は，ロモソズマブは遺伝子組換えテリパラチド（フォルテオ®）よりも有意に上昇していた。しかし，遺伝子組換えテリパラチド（フォルテオ®）はその後も増加を続けた。CTXは投与開始14日でロモソズマブは有意に低下し，その後前値に復したが，遺伝子組換えテ

リパラチド（フォルテオ®）は投与開始 14 日後より有意に増加し，その後も増加を続けた。遺伝子組換えテリパラチド（フォルテオ®）の投与において，投与開始 1 カ月後の P1NP 上昇量が，骨密度の増加量を予測することが知られている[12]。ロモソズマブ投与における P1NP は，投与開始 1 カ月後を過ぎると低下に転じるが，遺伝子組換えテリパラチド（フォルテオ®）では上昇が持続する。投与開始 1 カ月後の P1NP 上昇率の高いロモソズマブがその後の骨密度上昇率で遺伝子組換えテリパラチド（フォルテオ®）を上回ることより，投与開始 1 カ月後の P1NP が骨密度の増加に密接に関与すると考えられる。

STRUCTURE 試験の事後解析（post hoc analysis）が骨代謝マーカーの面から行われた[13]。遺伝子組換えテリパラチド（フォルテオ®）群では 91% に投与開始 1 カ月後 P1NP 10 μg/L 以上の上昇を認めたが，大腿骨骨密度では 60%，腰椎骨密度では 12% に増加を認めなかった。一方，ロモソズマブ群では 95% に投与開始 1 カ月後 P1NP 10 μg/L 以上の上昇を認めたが，大腿骨骨密度では 18%，腰椎骨密度では 3% にのみ増加を認めなかった。以上より，ビスホスホネート薬より骨形成促進薬へ変更する場合，遺伝子組換えテリパラチド（フォルテオ®）では P1NP の大腿骨骨密度増加効果の予測能は低いものの，ロモソズマブでは予測能が保たれていた。

　新規骨形成促進薬として登場したロモソズマブは，骨形成マーカーの上昇と，骨吸収マーカーの抑制をもたらす。ロモソズマブは，テリパラチドよりも大きなアナボリックウィンドウを形成することで，優れた骨密度増加作用を示すと考えられる。

●文献

1) Brunkow ME, Gardner JC, Van Ness J, et al：Bone dysplasia sclerosteosis results from loss of the SOST gene product, a novel cystine knot-containing protein. Am J Hum Genet 68：577-589, 2001
2) Balemans W, Patel N, Ebeling M, et al：Identification of a 52 kb deletion downstream of the SOST gene in patients with van Buchem disease. J Med Genet 39：91-97, 2002
3) Ominsky MS, Boyce RW, Li X, et al：Effects of sclerostin antibodies in animal models of osteoporosis. Bone 96：63-75, 2017
4) McClung MR, Grauer A, Boonen S, et al：Romosozumab in postmenopausal women with low bone mineral density. N Engl J Med 370：412-420, 2014
5) Kendler DL, Bone HG, Massari F, et al：Bone mineral density gains with a second 12-month course of romosozumab therapy following placebo or denosumab. Osteoporos Int 30：2437-

2448, 2019

6) Bone HG, Bolognese MA, Yuen CK, et al：Effects of denosumab treatment and discontinuation on bone mineral density and bone turnover markers in postmenopausal women with low bone mass. J Clin Endocrinol Metab 96：972-980, 2011

7) Cummings SR, Ferrari S, Eastell R, et al：Vertebral Fractures After Discontinuation of Denosumab: A Post Hoc Analysis of the Randomized Placebo-Controlled FREEDOM Trial and Its Extension. J Bone Miner Res 33：190-198, 2018

8) Ishibashi H, Crittenden DB, Miyauchi A, et al：Romosozumab increases bone mineral density in postmenopausal Japanese women with osteoporosis: A phase 2 study. Bone 103：209-215, 2017

9) Cosman F, Crittenden DB, Adachi JD, et al：Romosozumab Treatment in Postmenopausal Women with Osteoporosis. N Engl J Med 375：1532-1543, 2016

10) Saag KG, Petersen J, Brandi ML, et al：Romosozumab or Alendronate for Fracture Prevention in Women with Osteoporosis. N Engl J Med 377：1417-1427, 2017

11) Langdahl BL, Libanati C, Crittenden DB, et al：Romosozumab (sclerostin monoclonal antibody) versus teriparatide in postmenopausal women with osteoporosis transitioning from oral bisphosphonate therapy: a randomised, open-label, phase 3 trial. Lancet 390：1585-1594, 2017

12) Tsujimoto M, Chen P, Miyauchi A, et al：PINP as an aid for monitoring patients treated with teriparatide. Bone 48：798-803, 2011

13) Takada J, Dinavahi R, Miyauchi A, et al：Relationship between P1NP, a biochemical marker of bone turnover, and bone mineral density in patients transitioned from alendronate to romosozumab or teriparatide: a post hoc analysis of the STRUCTURE trial. J Bone Miner Metab 38：310-315, 2020

（今西康雄）

Chap
4
Q14-③

Q15 その他の治療薬を使った場合，骨代謝マーカーはどのように変化しますか？

①活性型ビタミン D₃ 薬（誘導体含む）

A15-① ビタミンDは腸管に作用しカルシウム吸収を亢進し，カルシウムバランスを正に傾けることで骨量増加が期待される。サプリメントや活性型ビタミン D₃ は単剤でも使用されるが，他の骨粗鬆症治療薬と併用されることも多い。エルデカルシトールは骨代謝において骨吸収抑制を示し，骨密度の増加作用も従来の活性型ビタミン D₃ よりも大きい。従来の活性型ビタミン D₃ 単独による骨粗鬆症治療では骨代謝マーカーの変動はないか，あってもわずかとされているが，エルデカルシトールによる治療では亢進した骨吸収マーカーが有意に抑制される。

● キーワード　ビタミン D，カルシウム吸収，活性型ビタミン D₃，アルファカルシドール，エルデカルシトール

解説

活性型ビタミン D₃ とエルデカルシトール

　ビタミン D は抗くる病因子として発見された脂溶性ビタミンで，その生理的活性を発揮する最終活性化物として活性型ビタミンD₃である $1\alpha,25$ ジヒドロキシビタミン D₃〔$1\alpha, 25(OH)D_3$〕が同定された。活性型ビタミン D₃ は，小腸からのカルシウム吸収促進を介したカルシウム代謝調節作用と副甲状腺ホルモンの生成・分泌抑制，およびこれらを介するとともに一部は直接と考えられる骨代謝調節作用を有する。このためわが国では骨粗鬆症治療薬として広く使用されている。天然型ビタミン D は必須栄養素として $1\alpha,25(OH)D_3$ の生成に必要であるが，活性型ビタミン D₃ は天然型ビタミン D と比較して腰椎骨密度上昇効果，椎体および非椎体骨折抑制効果が臨床試験のメタ解析で明らかとなっている[1]。

　エルデカルシトールは，活性型ビタミン D₃ の誘導体であり，活性型ビタミンD₃のカルシウム代謝改善作用および骨代謝改善効果を有し，骨粗鬆症治療薬として使用されている[2]。

骨代謝マーカーに対する効果

　従来の活性型ビタミン D_3 薬（アルファカルシドール）では骨代謝マーカーには有意な変化を認めないとする報告が多いが，エルデカルシトールは他の活性型ビタミン D_3 薬と異なり，骨代謝マーカーの抑制効果が認められる。

　骨粗鬆症患者 219 人を対象に，プラセボを対照としてエルデカルシトール 0.5, 0.75, 1.0 μg／日それぞれの投与群にランダムに割り付けし，12 カ月後に骨代謝マーカー値を評価したところ，エルデカルシトール投与群では骨型アルカリホスファターゼ（BAP），オステオカルシン（OC）の値はベースライン値と比べて有意に低下し，低下率はプラセボ群と比べて有意に大きかった[3]。この傾向は尿中 I 型コラーゲン架橋 N-テロペプチド（uNTX）においても認められ，とくにエルデカルシトール 1.0 μg／日の投与群では uNTX の低下はベースライン，プラセボ群と比べて有意であった。

　閉経後女性 59 人に対して，12 週間にわたりエルデカルシトールとアルファカルシドールの骨代謝マーカーに対する相違も検討されている[4]。BAP はエルデカルシトール，アルファカルシドールともに低下した。一方，uNTX はアルファカルシドールでは低下しなかったが，エルデカルシトール投与により有意に低下した。骨代謝マーカーが有意に変化することが，エルデカルシトールが骨密度増加効果，骨折抑制効果において他の活性型ビタミン D_3 薬より優れる要因かもしれない。

　骨粗鬆症患者 1,087 人をランダムにエルデカルシトール群とアルファカルシドール群に割り付けた第 III 相臨床試験の 3 年間の観察の事後解析[5]では，エルデカルシトール群では，BAP 値，インタクト I 型プロコラーゲ-N-プロペプチド（Intact P1NP）値，uNTX 値が速やかに低下した。この解析では，ベースライン時の骨代謝マーカー値により対象を高骨代謝回転，中骨代謝回転，低骨代謝回転の 3 群に分けてエルデカルシトールを投与し，その後の BAP 値，Intact P1NP 値，uNTX 値の変化をみたところ，いずれの群においても骨代謝マーカーは速やかに低下し，3 年間の観察期間中，基準値内を維持したことが判明した。エルデカルシトールは治療開始前の骨代謝マーカー値にかかわらず亢進した骨代謝を抑制するが，基準値を下回るような過剰な抑制は認められない。エルデカルシトールによる骨粗鬆症治療では長期にわたり骨代謝回転を正常に維持すると考えられる。

他剤との併用療法時の骨代謝マーカーの変化

エルデカルシトールは骨粗鬆症患者全般に使用可能であり，投与前の骨代謝マーカー値にかかわらず，効果が期待できる。また骨代謝マーカー値の過度な抑制がないことから，他の骨粗鬆症治療薬との併用で処方されることも多い。原発性骨粗鬆症患者219人をアレンドロネート（35 mg/ 週）＋エルデカルシトール（0.75 μg/ 日）群と，アレンドロネート（35 mg/ 週）＋天然型ビタミン D（400 IU/ 日）＋カルシウム（610 mg/ 日）群にランダムに割り付けて48週間観察した臨床試験では，アレンドロネート＋エルデカルシトール群はアレンドロネート＋天然型ビタミン D＋カルシウム群に比して，骨吸収マーカー〔血清 I 型コラーゲン架橋 C-テロペプチド（sCTX），uNTX，酒石酸抵抗性酸ホスファターゼ-5b（TRACP-5b）〕と骨形成マーカー（BAP，Intact P1NP）のいずれも有意に抑制した[6]。

さらに Ebina らは，骨粗鬆症患者193人をミノドロネート単独群，ミノドロネート＋ビタミン K_2 薬併用群，ミノドロネート＋エルデカルシトール併用群の3群に割り付け，12カ月観察した[7]。その結果，治療開始3カ月後に，ミノドロネート＋エルデカルシトール併用群ではミノドロネート単独群に比べて Intact P1NP 値，TRACP-5b 値，ucOC 値が有意に低下していた。

以上の結果から，エルデカルシトールはビスホスホネート薬使用時に，骨代謝回転に付加的な効果を及ぼすことが示唆される。

●文献

1) Richy F, Schacht E, Bruyere O, et al：Vitamin D analogs versus native vitamin D in preventing bone loss and osteoporosis – related fractures；a comparative meta-analysis. Calcif Tissue Int 76：176-186, 2005

2) Matsumoto T, Ito M, Hayashi Y, et al：A new active vitamin D3 analog, eldecalcitol, prevents the risk of osteoporotic fractures；a randomized, active comparator, double-blind study. Bone 49：605-612, 2011

3) Matsumoto T, Miki T, Hagino H, et al：A new active vitamin D, ED-71, increases bone mass in osteoporotic patiaents under vitamin D supplementations: a randomized, double-blind, placebo-controlled clinical trial. J Clin Endocrinol Metab 90：5031-5036, 2005

4) Matsumoto T, Takano T, Yamakido S, et al：Comparison of the effects of eldecalcitol and alfacalcidol on bone and calcium metabolism. J Steroid Biochem Mol Biol 121：261-264, 2010

5) Shiraki M, Saito M, Matsumoto T：Eldecalcitol normalizes bone turnover markers regardless of their pre-treatment levels. Curr Med Res Opin 28：1547-1552, 2012

6) Sakai A, Ito M, Tomomitsu T, et al：Efficacy of combined treatment with alendronate（ALN）and eldecalcitol, a new active vitamin D analog, compared to that of concomitant ALN, vitamin

D plus calcium treatment in Japanese patients with primary osteoporosis. Osteoporos Int 26：1193-1202, 2015

7) Ebina K, Noguchi T, Hirano M, et al：Comparison of the effects of 12 months of monthly minodoronate monotherapy and monthly minodrnate combination therapy with vitamin K or eldecalcitol in patients with primary osteoporosis. J Bone Miner Metab 34：243-250, 2016

（茶木　修）

> **Q15** その他の治療薬を使った場合，骨代謝マーカーは
> どのように変化しますか？

②ビタミンK₂薬

> **A15-②**　OC は 1 分子中にグルタミン酸(Glu)残基が 3 カ所存在し，この
> Glu 残基がビタミンK依存性のカルボキシラーゼにより Gla 残基となる。
> ビタミンK欠乏症や OC ノックアウトマウスの解析から，Gla 含有蛋白の
> 骨や血管における働きは組織の異常石灰化の抑制といえる。ucOC は骨代
> 謝マーカーとして臨床利用が期待される。骨粗鬆症治療としてビタミンK₂
> 薬を用いた場合，ucOC は抑制され，ビタミンKが充足されたことが確認
> できる。ucOC の測定は治療効果判定よりも，むしろ骨折リスクの高い症
> 例を判断するのに有用とされているため，治療介入前の測定が望ましい。

● **キーワード**　ビタミンK₂，OC，ucOC

解説

ucOC 濃度測定の意義

　オステオカルシン(OC)は成熟した骨芽細胞から分泌される骨基質蛋白
で，骨芽細胞分化の初期に分泌されるI型コラーゲンや中期に分泌される
骨型アルカリホスファターゼ(BAP)と異なり，骨石灰化の完成まで持続
的に分泌される。またハイドロキシアパタイトと強い親和性を示すことか
ら，骨の石灰化調節因子として促進的な作用を有すると考えられていた。
しかし Ducy ら[1]による OC ノックアウトマウスの報告では，骨形態計測
の解析から OC が骨石灰化に対し抑制的に作用していることが示された。
このマウスでは野生型に比べ有意な骨量増加が認められ，破骨細胞数や骨
吸収面積の減少は認められなかった。また卵巣摘出による骨量減少は，野
生型よりも高度であった。すなわち OC ノックアウトマウスでは骨吸収の
亢進を伴わない骨形成亢進に基づく骨量増加作用が認められる。

　一方，OC は破骨細胞の機能の調節にも関与している。In vitro において，
OC がオステオポンチンやフィブロネクチンの分泌を促進し，破骨細胞の
活性化過程を促進することや，in vivo においてラットにワルファリンを投

与することでγ-カルボキシグルタミン酸(Gla)化OC濃度を低下させると，破骨細胞の形成や活性化が低下することも報告されている[2]。現在のところOCは骨形成，骨吸収の両面に対し，調節作用を有すると考えられている。

OCは1分子中にグルタミン酸(Glu)残基が3カ所存在し，このGlu残基がビタミンK依存性のカルボキシラーゼによりGla残基となる。ビタミンK欠乏症やOCノックアウトマウスの解析から，Gla含有蛋白の骨や血管における働きは組織の異常石灰化の抑制といえる。低カルボキシル化オステオカルシン(ucOC)は骨代謝マーカーとして臨床利用が期待される。

Shirakiら[3]は骨粗鬆症患者にビタミンK2薬を投与し，投与群と非投与群のucOCを測定したところ，投与群では有意に低値であったと報告している。このことはucOCはビタミンKの骨作用を評価する骨代謝マーカーであることを示している。

ucOCの臨床的意義

ucOCは海外において大腿骨頚部骨折の予測因子として重要であると報告されてきた[4,5]。大腿骨頚部骨折の患者ではucOC値が高く，またucOCが高い例ではその後，大腿骨頚部骨折を起こしやすいという。Shirakiらの報告でも大量のビタミンK2薬を投与したところucOCが低下し，骨折予防効果が認められた[3]。ビタミンKの効果や骨折発生に対するucOCの関与は一貫して骨密度との関連は見出されず，ucOCは骨密度よりも骨質に関する骨代謝マーカーといえる。

ucOC測定のタイミング

骨粗鬆症治療前に骨におけるビタミンK不足の有無を確認するために，治療開始前にucOCを測定することは重要である。ビタミンK2薬やビスホスホネート薬でも治療開始後1〜2カ月はucOCが低下する。多くの報告では治療開始後半年でucOCが再評価されているので，6カ月後に再測定して，ビタミンK不足が解消されたか否かを確認する。ビタミンKの不足が解消された後もビタミンK2薬の投与を継続するべきか否か，またビタミンK2薬中止後にucOCがどのくらいの時間経過で上昇してくるのかは検討されていない。

●文献

1) Ducy, P, Desbois, C, Boyce B, et al : Increased bone formation in osteocalcin-deficient mice. Nature 382 : 448-452, 1996

2) Gundberg CM : Biology, physiology and clinical chemistry of osteocalcin. J Clin Ligand Assay 21 : 128-138, 1998

3) Shiraki M, Shiraki Y, Aoki C, et al : Vitamine K2(menatetrenone) effectvely prevents fractures and sustains lumbar bone mineral density in osteoporosis. J Bone Miner Res 15 : 515-521, 2000

4) Plantalech L, Guillaumont M, Leclercq M, et al : Impaired carboxylation of serum osteocalcin in elderly women. J Bone Miner Res 6 : 1211-1216, 1991

5) Vergnaud P, Garnero P, Munier PJ, et al : Undercarboxylated osteocalcin measured with a specific immunoassay predicts hip fracture in elderly women. The EPIDOS study. J Clin Endocrinol Metab 82 : 719-724, 1997

（茶木　修）

骨代謝マーカーへの雑感

骨代謝マーカーがわが国の骨粗鬆症診療で使用可能となったのは1999年のデオキシピリジノリン（DPD）と尿中Ⅰ型コラーゲン架橋N-テロペプチド（uNTX）からである。その後，2001年にはアレンドロネートが発売された。アレンドロネートは，『骨粗鬆症の予防と治療ガイドライン2015年版』（以下，ガイドライン）において椎体骨折がA評価である薬剤のうち最初に承認された薬剤である（骨粗鬆症に適用外の結合型エストロゲンを除く）。

この頃から骨密度測定器の普及と相まって骨粗鬆症診療がより活発になった。すなわち，骨代謝マーカーが低下し，骨密度が増加する，という治療薬の効果を患者サイドと医療サイドがともに実感できるようになった。それ以降も多くの骨代謝マーカーと治療薬が開発され，今日に至っている。それとともに，骨代謝マーカーによる骨密度の増加予測，骨折リスクの低下に関する多くの研究が報告されている。

著者も日常診療において骨代謝マーカーを測定しているが，解決しなければならない問題も多いと感じる。

①骨代謝マーカーの高値は，年齢，既存骨折，骨密度とは独立した骨折リスクとなる。しかし，この高値と判断する基準がさまざまである。閉経前基準値（正常値ではない。あくまでも平均値±1.96 SD）以上とする論文もあるが，多くの論文はマーカー値が1 SD高値となった場合や，三分位または四分位解析を用いている[1)2)]。このような解析は，一定数の集団においては有効な方法であるが，個々の例を評価するには難がある。

②マーカー値を高値と判断したとしても，骨粗鬆症診断基準やガイドラインの薬物治療開始基準を満たさない例は，薬物治療による介入はできない。このような例に対する経過観察（骨密度の再検査時期など）や患者指導法が確立されていない。

③骨吸収抑制薬の効果判定には，骨吸収マーカーのみならず骨形成マーカーも有用であるという報告が多い。しかし，骨形成促進薬の効果判定に関しては，ほとんどが骨形成マーカー（おもにP1NP）である。その評価方法についても，骨吸収抑制薬の評価にはマーカーの"変化率"をもとにしている研究が多い（Q13-①に記したゾレドロン酸におけるTRACP-5bの"変化量"と腰椎骨密度増加の研究などはある[3)]）。一方，骨形成促進薬の評価には骨形成マーカー（P1NP）の"増加量"を用いて

　　いる研究が多い[4)5)]。

　　このような違いが何によって生じるのかと自問自答しながら，診療において マーカー値をみている。

●文献

1) Garnero P, Hausherr E, Chapuy MC, et al：Markers of bone resorption predict hip fracture in elderly women：the EPIDOS prospective study. J Bone Miner Res 11：1531-1538, 1996

2) Chaki O, Yoshikata I, Kikuchi R, et al：The predictive value of biochemical markers of bone turnover for bone mineral density in postmenopausal Japanese women. J Bone Miner Res 15：1537-1544, 2000

3) Mori Y, Kasai H, Ose A, et al：Modeling and simulation of bone mineral density in Japanese osteoporosis patients treated with zoledronic acid using tartrate-resistant acid phosphatase 5b, a bone resorption marker. Osteoporos Int 29：1155-1163, 2018

4) Tsujimoto M, Chen P, Miyauchi A, et al：PINP as an aid for monitoring patients treated with teriparatide. Bone 48：798-803, 2011

5) Takada J, Yoshimura T, Uzawa T：Twice-weekly teriparatide improves lumbar spine BMD independent of pre-treatment BMD and bone turnover marker levels. J Bone Miner Metab 39：484-493, 2021

　　　　　　　　　　　　　　　　　　　　　　　　　　　　（髙田潤一）

Chapter 5

併用療法と逐次療法における骨代謝マーカー

Q16　併用療法を行った場合，骨代謝マーカーはどのように変化しますか？

> **A16**　併用療法では骨形成促進薬と骨吸収抑制薬の併用，あるいは異なる骨吸収抑制薬の併用時の骨代謝マーカーの推移が報告されている。骨形成促進薬と骨吸収抑制薬の併用では骨吸収および骨形成マーカーの値はそれぞれの単独群の中間となることが多い。

● **キーワード**　骨形成促進薬，骨吸収抑制薬，併用療法，骨密度

解説

併用療法で用いられる薬剤

　併用療法では主として骨形成促進薬と骨吸収抑制薬の併用，あるいは異なる骨吸収抑制薬の併用が報告されている。これに対して，異なる骨形成促進薬の併用は報告がない。併用での骨代謝マーカーの推移を報告している臨床研究では，骨形成促進薬に副甲状腺ホルモン（parathyroid hormone：PTH）薬のテリパラチド（teriparatide）が，骨吸収抑制薬にアレンドロネート（alendronate），ゾレドロン酸（zoledronic acid），リセドロネート（risedronate）などのビスホスホネート薬のほか，抗RANKL抗体薬のデノスマブ（denosumab），選択的エストロゲン受容体モジュレーター（selective estrogen receptor modulator：SERM）のラロキシフェン（raloxifene）が臨床試験で用いられている。

骨形成促進薬と骨吸収抑制薬の併用

　骨形成促進薬としては遺伝子組換えテリパラチド（フォルテオ®）が国内外での使用期間が長く臨床試験の報告が多い。遺伝子組換えテリパラチド（フォルテオ®）とデノスマブを併用したDATA SWITCH試験では，24カ月の治療期間を通して併用群では，骨形成マーカーのオステオカルシン（OC）は遺伝子組換えテリパラチド（フォルテオ®）単独投与群より低値であったが，デノスマブ単独投与群よりも高値で，両単独群の中間であった（図1）[1]。一方で，骨形成マーカーのⅠ型プロコラーゲン-N-プロペプチド（P1NP）

はデノスマブ単独投与群と同程度に低下した。骨吸収マーカーのⅠ型コラーゲン架橋 C–テロペプチド (CTX) はデノスマブ単独投与群よりも低下が観察された。この試験の骨密度変化は腰椎，大腿骨ともにそれぞれの単独群に比べて併用群のほうが大きかった。

ゾレドロン酸と遺伝子組換えテリパラチド（フォルテオ®）それぞれの単独投与群と併用群の比較では，骨吸収マーカー (CTX)，骨形成マーカー (OC，P1NP) いずれも，ゾレドロン酸単独投与群では低下し，遺伝子組換えテリパラチド（フォルテオ®）単独投与群では上昇し，<u>併用群では両群</u>

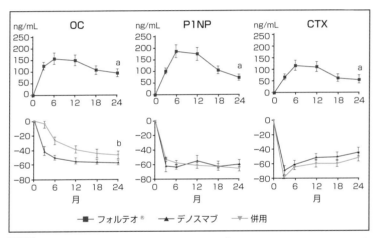

図1　遺伝子組換えテリパラチド（フォルテオ®），デノスマブの単独・併用治療（DATA SWITCH 試験）での骨代謝マーカーの推移

24 カ月の治療期間を通して併用群では，骨形成マーカーの OC はフォルテオ®単独投与群より低値であったが，デノスマブ単独投与群よりも高値で，両単独群の中間であった。一方で，骨形成マーカーの P1NP はデノスマブ単独投与群と同程度に低下し，骨吸収マーカーの CTX はデノスマブ単独投与群よりも低下が観察された。

a：p＜0.0001 デノスマブ単独投与群および併用投与群との比較
b：p＜0.005 デノスマブ単独投与群との比較

Leder BZ, Tsai JN, Uihlein AV, et al., Two years of Denosumab and teriparatide administration in postmenopausal women with osteoporosis (The DATA Extension Study): a randomized controlled trial. J Clin Endocrinol Metab, 2014, 99(5) ,1694-1700, by permission of Oxford University Press.

（文献 1 より引用）

Chap
5
Q16

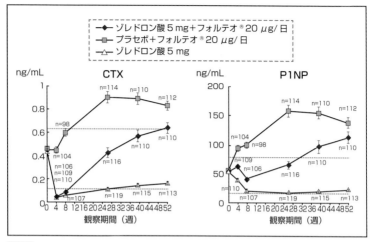

図2 遺伝子組換えテリパラチド（フォルテオ®），ゾレドロン酸の単独・併用治療での骨代謝マーカーの推移

ゾレドロン酸とフォルテオ®それぞれの単独投与例と併用例の比較では，骨吸収マーカー，骨形成マーカーいずれも，ゾレドロン酸単独投与群では低下し，フォルテオ®単独投与群では上昇し，併用群では両群の中間の値となった。

Cosman F, Eriksen EF, Recknor C, et al., Effects of intravenous zoledronic acid plus subcutaneous teriparatide [rhPTH(1-34)] in postmenopausal osteoporosis. ©John Wiley and Sons.

（文献2より引用）

の中間の値となった（**図2**）[2]。この試験でも骨密度変化は腰椎，大腿骨ともに単独群に比べて併用群のほうが大きかった。

　遺伝子組換えテリパラチド（フォルテオ®）とラロキシフェンの併用群と遺伝子組換えテリパラチド（フォルテオ®）単独群の比較試験では，単独療法と同程度に併用群ではP1NPが増加し，CTX増加は単独療法に比べ，併用療法では有意に小さかった[3]。大腿骨トータルの骨密度は併用群が単独群よりも有意に増加した。

　9カ月間の遺伝子組換えテリパラチド（フォルテオ®）投与後に9カ月間アレンドロネートあるいはラロキシフェンを併用し，その後それぞれアレンドロネートとラロキシフェン単剤に変更した試験結果が報告されている[4]。

Q16　併用療法を行った場合，骨代謝マーカーはどのように変化しますか？

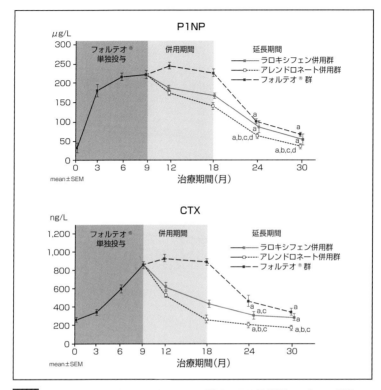

図3 アレンドロネートとラロキシフェン併用による骨代謝マーカーの推移

Muschitz C, Kocijan R, Fahrleitner-Pammer A, et al., Overlapping and continued alendronate or raloxifene administration in patients on eriparatide: effects on areal and volumetric bone mineral density--the CONFORS Study. ©John Wiley and Sons.

（文献4より引用）

それによれば，アレンドロネート，ラロキシフェン併用によりP1NP，CTXは緩やかに低下し，遺伝子組換えテリパラチド（フォルテオ®）が終了してアレンドロネートあるいはラロキシフェンの単独治療に変更した後も低下した（図3）。アレンドロネート併用・変更群のほうが，ラロキシフェン併用・変更群よりも両マーカーの低下が大きかった。試験終了時の骨密度増加もアレンドロネート併用・変更群のほうが遺伝子組換えテリパラチ

ド（フォルテオ®）単独群やラロキシフェン併用・変更群よりも大きかった。

　これらの骨代謝マーカーの変動は遺伝子組換えテリパラチド（フォルテオ®）による骨代謝回転の亢進が，骨吸収抑制薬により抑制された結果と考えられる。一方，別の試験では，男性骨粗鬆症例を対象としてリセドロネートと遺伝子組換えテリパラチド（フォルテオ®）それぞれの単独投与と併用例を比較した結果，単独投与群よりも，併用群で骨形成マーカーの上昇が大きかったが[5]，その理由は明らかではない。18カ月時点での骨密度増加は併用群で大きく，特に大腿骨の骨密度の上昇が大きかった。

　アレンドロネートあるいはラロキシフェン治療例を対象に遺伝子組換えテリパラチド（フォルテオ®）を追加・併用した群と遺伝子組換えテリパラチド（フォルテオ®）へ変更した群とを比較した結果では，骨密度増加はアレンドロネート，ラロキシフェンいずれの群でも，遺伝子組換えテリパラチド（フォルテオ®）追加群のほうが大きかった。骨吸収マーカー，骨形成マーカーともに遺伝子組換えテリパラチド（フォルテオ®）追加併用群よりも遺伝子組換えテリパラチド（フォルテオ®）への変更群で上昇が大きかった[6]。

異なる骨吸収抑制薬の併用

　骨吸収抑制薬の併用に関しては，アレンドロネートとラロキシフェンの併用が報告されている[7]。その結果では，骨密度増加は腰椎，大腿骨頚部ともに併用群で最も多く，骨吸収マーカー，骨形成マーカーはともに併用群で，単独群に比較して低下率が大きかった。

●文献

1) Leder BZ, Tsai JN, Uihlein AV, et al：Two years of Denosumab and teriparatide administration in postmenopausal women with osteoporosis (The DATA Extension Study): a randomized controlled trial. J Clin Endocrinol Metab 99：1694-1700, 2014

2) Cosman F, Eriksen EF, Recknor C, et al：Effects of intravenous zoledronic acid plus subcutaneous teriparatide [rhPTH(1-34)] in postmenopausal osteoporosis. J Bone Miner Res 26：503-511, 2011

3) Deal C, Omizo M, Schwartz EN, et al：Combination teriparatide and raloxifene therapy for postmenopausal osteoporosis: results from a 6-month double-blind placebo-controlled trial. J Bone Miner Res 20：1905-1911, 2005

4) Muschitz C, Kocijan R, Fahrleitner-Pammer A, et al：Overlapping and continued alendronate or raloxifene administration in patients on teriparatide: effects on areal and volumetric bone mineral density--the CONFORS Study. J Bone Miner Res 29：1777-1785, 2014

5) Walker MD, Cusano NE, Sliney J, et al：Combination therapy with risedronate and teriparatide in male osteoporosis. Endocrine 44：237-246, 2013

6) Cosman F, Wermers RA, Recknor C, et al : Effects of teriparatide in postmenopausal women with osteoporosis on prior alendronate or raloxifene: differences between stopping and continuing the antiresorptive agent. J Clin Endocrinol Metab 94 : 3772-3780, 2009

7) Johnell O, Scheele WH, Lu Y, et al : Additive effects of raloxifene and alendronate on bone density and biochemical markers of bone remodeling in postmenopausal women with osteoporosis. J Clin Endocrinol Metab 87 : 985-992, 2002

（萩野　浩）

Chap
5
Q16

Q17 逐次療法を行った場合，骨代謝マーカーはどのように変化しますか？

> **A17** 逐次療法では骨形成促進薬の投与後に骨吸収抑制薬を投与した研究が多く，逐次療法後には骨吸収マーカーの低下が観察される。骨吸収抑制薬から骨形成促進薬への逐次投与では骨吸収抑制薬の種類によって骨代謝マーカーの変化が異なる。

● キーワード　骨形成促進薬，骨吸収抑制薬，逐次療法，骨密度

解説

骨形成促進薬投与後に骨吸収抑制薬を逐次投与した研究

①副甲状腺ホルモン（parathyroid hormone：PTH）薬からの逐次投与

1. 遺伝子組換えテリパラチド（フォルテオ®）

　遺伝子組換えテリパラチド（フォルテオ®）からデノスマブへ変更した試験結果では，デノスマブ変更後には骨吸収マーカーの I 型コラーゲン–C-テロペプチド（1CTP）が速やかに低下し，オステオカルシン（OC）も少し遅れて低下が観察されたことが報告されている[1]。

　1 年間の遺伝子組換えテリパラチド（フォルテオ®）投与後にラロキシフェンを開始した試験では，ラロキシフェン変更後に速やかな OC と I 型コラーゲン架橋 C-テロペプチド（CTX）の低下が観察された[2]。プラセボに変更した群でも両マーカーの低下が観察されたが，変更後 3 カ月時点で，いずれのマーカーもラロキシフェン変更群がプラセボ変更群に比べて有意に低下した。さらにこれらの<u>骨代謝マーカーの低下の大きさと，骨密度増加が関連する</u>ことも明らかとされている。

　Ebina らは遺伝子組換えテリパラチド（フォルテオ®）投与後にビスホスホネート薬またはデノスマブを逐次投与した例での酒石酸抵抗性酸ホスファターゼ-5b（TRACP-5b）と I 型プロコラーゲン–N-プロペプチド（P1NP）の変化を観察した。P1NP は遺伝子組換えテリパラチド（フォルテオ®）投与によって上昇しているため，ビスホスホネート薬開始後には低下が大きく，TRACP-5b が 30 ％程度であるのに対し，P1NP は 50 ％以上

の低下を来した[3]。遺伝子組換えテリパラチド（フォルテオ®）治療後にデノスマブを開始すると，ビスホスホネート薬の場合と同様に骨吸収マーカー，骨形成マーカーともに速やかな低下を生じ，その程度は TRACP-5b ではビスホスホネート薬よりも有意に大きかった。<u>骨密度増加率も腰椎，大腿骨ともにデノスマブの逐次投与群がビスホスホネート薬の逐次投与群に比べて有意に大きかった。</u>

Nakatoh らは遺伝子組換えテリパラチド（フォルテオ®）を 2 年間投与後に，ミノドロネート，ラロキシフェン，エルデカルシトールを逐次投与した群の経過を報告している[4]。その結果，3 群ともに骨形成マーカーの骨型アルカリホスファターゼ（BAP），骨吸収マーカーの TRACP-5b ともに 12 週目に有意に減少し，全経過にわたってその状態を維持した（図 1）。3 群の中で

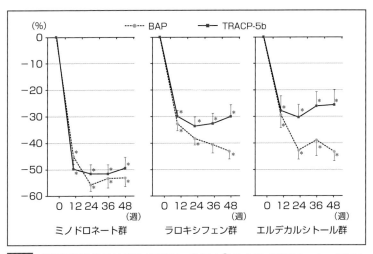

図 1 遺伝子組換えテリパラチド（フォルテオ®）からミノドロネート，ラロキシフェン，エルデカルシトールへの逐次療法時の骨代謝マーカーの推移

3 群ともに BAP，TRACP-5b ともに 12 週目に有意に減少し，全経過にわたってその状態を維持した。3 群のなかではミノドロネート群で 48 週目まで骨吸収マーカー（TRACP-5b）の上昇がなく，骨密度増加も最も大きかった。
＊ p < 0.01（0 週との比較）

（文献 4 より著者作成）

はミノドロネート群で最も大きな両マーカーの低下が観察され，48週目まで骨吸収マーカーの上昇がなく，骨密度増加も最も大きかった。

2. テリパラチド酢酸塩（週1回テリボン®）

テリパラチド酢酸塩（週1回テリボン®）による治療後に骨吸収抑制薬へ変更した際の骨代謝マーカーの推移に関して，A-TOP研究会のJOINT-05研究でテリパラチド酢酸塩（週1回テリボン®）による治療を72週間実施し，アレンドロネートへの逐次投与した結果が報告された[5]。この試験では72週までアレンドロネート群に比較して，テリパラチド酢酸塩（週1回テリボン®）投与群での有意な椎体骨折抑制効果が示された。72週以降はアレンドロネートに変更したところ，TRACP-5b，P1NPの速やかな低下が観察された[6]。

3. アバロパラチド

アバロパラチドはPTH関連蛋白の合成誘導体で，わが国では2021年3月に骨粗鬆症治療薬として製造承認された。18カ月間にわたるアバロパラチド投与の後，アレンドロネートに変更され，43カ月間の治療結果（ACTIVE延長試験）が報告されている[7]。この試験ではアバロパラチドからアレンドロネートへの逐次投与によって速やかにCTX，P1NPの低下が観察された。

②抗スクレロスチン抗体薬からの逐次投与

12カ月間のロモソズマブ投与後にデノスマブを12カ月間投与した結果では，骨形成マーカーのP1NP，骨吸収マーカーのCTXいずれもデノスマブ開始後に低下が観察された[8]。ロモソズマブ投与後にアレンドロネートを逐次投与した結果でも，いずれのマーカーもアレンドロネート開始後に低下を認めた[9]。24カ月間のロモソズマブ投与例ではP1NP，CTXいずれも投与開始時より低下するが，デノスマブへ変更すると，さらに両マーカーの低下を認め，腰椎および大腿骨近位部骨密度上昇が観察された[10]。

骨吸収抑制薬投与後に骨形成促進薬を逐次投与した研究
①遺伝子組換えテリパラチド（フォルテオ®）への変更

ビスホスホネート薬の先行治療例では遺伝子組換えテリパラチド（フォルテオ®）への変更後，早期の骨密度増加が未治療例に比べて小さいが，

骨代謝マーカーの推移に関して，骨形成マーカーおよび骨吸収マーカーはビスホスホネート薬既治療例でも増加が観察される[11)-13)]。

デノスマブ治療から遺伝子組換えテリパラチド（フォルテオ®）へ変更した例では，大腿骨近位や前腕骨の骨密度低下を生じることが知られている[1)]。これは骨代謝回転の亢進に伴う変化と考えられ，薬剤変更1カ月後には骨吸収マーカー，骨形成マーカーが急速に上昇する。

選択的エストロゲン受容体モジュレーター（SERM）から遺伝子組換えテリパラチド（フォルテオ®）への変更例では，変更後早期の骨密度の増加がビスホスホネート薬からの変更例よりも大きい[14)]。骨代謝マーカーの変化も SERM 前治療群とビスホスホネート薬前治療群では異なり，変更後1カ月時点での骨形成マーカー（BAP，OC，P1NP）の上昇は，アレンドロネート前治療群よりもラロキシフェン前治療群が有意に大きかった。

②抗スクレロスチン抗体薬への変更

ビスホスホネート薬治療例に対してロモソズマブの投与効果を検討した結果では，P1NP の早期の軽度の上昇が観察されたが，その程度は遺伝子組換えテリパラチド（フォルテオ®）に比べて小さく，CTX も投与開始後1カ月までに軽度の低下が観察され，その後12カ月間の観察期間中変化がなかった[13)]。

Ebinaらは前治療薬の違いによるロモソズマブの治療効果を報告している[15)]。その結果，ビスホスホネート薬前治療群，デノスマブ前治療群はいずれも前治療のない例に比べて骨密度の増加が小さかった。骨代謝マーカーの変化率では P1NP はデノスマブ前治療群が最も上昇し，ビスホスホネート薬前治療群がこれに次ぐ。TRACP-5b はデノスマブ前治療群ではロモソズマブ開始後12カ月間にわたって上昇したが，ビスホスホネート薬前治療群ではロモソズマブ開始後低下した。

Tominaga らの臨床研究ではビスホスホネート薬あるいはデノスマブ前治療群では前治療のない群に比較して，P1NP および TRACP-5b の値が治療期間中低値であったが，12カ月間のロモソズマブ治療後には非治療群と同レベルに上昇を認めた[16)]。

Chap
5
Q17

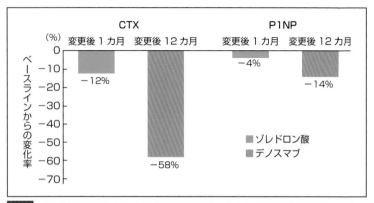

図2 骨吸収抑制薬から異なる骨吸収抑制薬への逐次投与時の骨代謝マーカー推移

(文献19より著者作成)

骨吸収抑制薬に骨吸収抑制薬を逐次投与した研究

アレンドロネートによる治療後にビスホスホネート薬を逐次投与した例とデノスマブを逐次投与した例を比較した結果では、デノスマブへの変更例のほうが骨吸収マーカー、骨形成マーカーともに低下が大きかった[17)18)]。経口ビスホスホネート薬治療後に静脈内投与のゾレドロン酸への変更と、デノスマブへの変更の2群で比較した臨床試験では、骨密度増加がデノスマブ群で大きかった[19)]。この研究では骨吸収マーカー(CTX)、骨形成マーカー(P1NP)いずれもデノスマブ群のほうが有意に抑制されており(図2)、変更後1カ月時点のCTXとP1NPの変化率と12カ月時点の骨密度増加との間に有意な相関が認められた。この結果は、<u>異なる骨吸収抑制薬によるさらなる骨吸収抑制が骨密度増加につながる</u>ことを示している。

最近の多施設前向き研究では、デノスマブによる治療後にゾレドロン酸を逐次投与した際の骨密度は、デノスマブ投与が6回を超える群では低下を生じ、6回以下の群に比べて有意な差を認めた[20)]。ゾレドロン酸投与後、骨吸収マーカー(CTX)、骨形成マーカー(P1NP)いずれも経時的に上昇が観察され、12カ月時点ではベースラインに比較して有意に高値であった。長期のデノスマブ投与後ではゾレドロン酸を投与しても骨吸収の亢進を十分に抑制できないため骨密度の低下を生じたと考えられる。しかしながら6回

を超える群と6回以下の群で骨代謝マーカーの推移に有意な差はなかった。

骨形成促進薬投与後に骨形成促進薬を逐次投与した研究

遺伝子組換えテリパラチド（フォルテオ®）投与後にロモソズマブを投与した例の骨代謝マーカーの推移が報告されている[15]。その結果では，P1NPはロモソズマブ投与開始1カ月後に軽度上昇し，その後12カ月まで低下が観察された。TRACP-5bはロモソズマブ投与開始後から12カ月まで低下した。テリパラチドの投与期間による比較では，テリパラチド投与期間が1年未満の群では非治療群と同様にロモソズマブ投与開始後1カ月でP1NPの上昇が観察された[16]。これに対して1年以上テリパラチドの前治療があった例ではP1NPの上昇が観察されず，テリパラチドの前治療期間によりその動態に差がみられた。

●文献

1) Leder BZ, Tsai JN, Uihlein AV, et al：Denosumab and teriparatide transitions in postmenopausal osteoporosis (the DATA-Switch study)：extension of a randomised controlled trial. Lancet 19：1147-1155, 2015

2) Adami S, San Martin J, Munoz-Torres M, et al：Effect of raloxifene after recombinant teriparatide [hPTH(1-34)] treatment in postmenopausal women with osteoporosis. Osteoporos Int 19：87-94, 2008

3) Ebina K, Hashimoto J, Kashii M, et al：The effects of switching daily teriparatide to oral bisphosphonates or denosumab in patients with primary osteoporosis. J Bone Miner Metab 35：91-98, 2017

4) Nakatoh S：Effect of osteoporosis medication on changes in bone mineral density and boneturnover markers after 24-month administration of daily teriparatide：comparison among minodronate, raloxifene, and eldecalcitol. J Bone Miner Metab 36：221-228, 2018

5) Hagino H, Sugimoto T, Tanaka S, et al：A randomized, controlled trial of once-weekly teriparatide injection versus alendronate in patients at high risk of osteoporotic fracture：primary results of the Japanese Osteoporosis Intervention Trial-05. Osteoporos Int 32：2301-2311, 2021

6) Mori S：Sequential therapy with once-weekly teriparatide injection followed by alendronate versus monotherapy with alendronate alone in patients at high risk of osteoporotic fracture：final results of the Japanese Osteoporosis Intervention Trial-05. (in submission)

7) Bone HG, Cosman F, Miller PD, et al：ACTIVExtend：24 Months of Alendronate After 18 Months of Abaloparatide or Placebo for Postmenopausal Osteoporosis. J Clin Endocrinol Metab 103：2949-2957, 2018

8) Cosman F, Crittenden DB, Adachi JD, et al：Romosozumab Treatment in Postmenopausal Women with Osteoporosis. N Engl J Med 375：1532-1543, 2016

9) Saag KG, Petersen J, Brandi ML, et al：Romosozumab or Alendronate for Fracture Prevention in Women with Osteoporosis. N Engl J Med 377：1417-1427, 2017

10) McClung MR, Brown JP, Diez-Perez A, et al：Effects of 24 Months of Treatment With

Romosozumab Followed by 12 Months of Denosumab or Placebo in Postmenopausal Women With Low Bone Mineral Density：A Randomized, Double-Blind, Phase 2, Parallel Group Study. J Bone Miner Res 33：1397-1406, 2018

11) Yoshiki F, Nishikawa A, Taketsuna M, et al：Efficacy and safety of teriparatide in bisphosphonate-pretreated and treatment-naive patients with osteoporosis at high risk of fracture：Post hoc analysis of a prospective observational study. J Orthop Sci 22：330-338, 2017

12) Middleton ET, Steel SA, Doherty SM：The effect of prior bisphosphonate exposure on the treatment response to teriparatide in clinical practice. Calcif Tissue Int 81：335-340, 2007

13) Langdahl BL, Libanati C, Crittenden DB, et al：Romosozumab (sclerostin monoclonal antibody) versus teriparatide in postmenopausal women with osteoporosis transitioning from oral bisphosphonate therapy：a randomised, open-label, phase 3 trial. Lancet 390：1585-1594, 2017

14) Ettinger B, San Martin J, Crans G, et al：Differential effects of teriparatide on BMD after treatment with raloxifene or alendronate. J Bone Miner Res 19：745-751, 2004

15) Ebina K, Tsuboi H, Nagayama Y, et al：Effects of prior osteoporosis treatment on 12-month treatment response of romosozumab in patients with postmenopausal osteoporosis. Joint Bone Spine 88：105219, 2021

16) Tominaga A, Wada K, Okazaki K, et al：Effect of the duration of previous osteoporosis treatment on the effect of romosozumab treatment. Osteoporos Int 33：1265-1273, 2022

17) Kendler DL, Roux C, Benhamou CL, et al：Effects of denosumab on bone mineral density and bone turnover in postmenopausal women transitioning from alendronate therapy. J Bone Miner Res 25：72-81, 2010

18) Brown JP, Roux C, Ho PR, et al：Denosumab significantly increases bone mineral density and reduces bone turnover compared with monthly oral ibandronate and risedronate in postmenopausal women who remained at higher risk for fracture despite previous suboptimal treatment with an oral bisphosphonate. Osteoporos Int 25：1953-1961, 2014

19) Miller PD, Pannacciulli N, Malouf-Sierra J, et al：Efficacy and safety of denosumab vs. bisphosphonates in postmenopausal women previously treated with oral bisphosphonates. Osteoporos Int 31：181-191, 2020

20) Makras P, Appelman-Dijkstra NM, Papapoulos SE, et al：The duration of denosumab treatment and the efficacy of zoledronate to preserve bone mineral density after its discontinuation. J Clin Endocrinol Metab 106：e4155-e4162, 2021

（萩野　浩）

column

骨代謝マーカーの推移と骨密度増加

　併用療法や逐次療法での骨代謝マーカーの推移と骨密度増加の関係性は一定ではない。骨形成促進薬から骨吸収抑制薬へ，あるいは骨吸収抑制薬から骨吸収抑制薬への逐次投与では，薬剤変更後の骨吸収マーカーの変化(低下)が大きいほど骨密度上昇が大きい傾向にある。これに対して骨吸収抑制薬から骨形成促進薬への逐次投与では骨密度推移と骨代謝マーカーの推移には一定の傾向がない。

（萩野　浩）

Chapter 6

続発性骨粗鬆症と各代謝性骨疾患での
骨代謝マーカー

Q18 ステロイド性骨粗鬆症では，どのように骨代謝マーカーを使えばよいですか？

A18　ステロイド性骨粗鬆症は頻度が非常に高く社会的影響は大きい。グルココルチコイドは骨芽細胞の増殖を抑制し骨形成を阻害，さらに骨微細構造の破綻を引き起こす。

● キーワード　ステロイド性骨粗鬆症，骨密度

解説

　ステロイド性骨粗鬆症(glucocorticoid-induced osteoporosis：GIO)は，長期グルココルチコイド(glucocorticoid：GC)治療において最も注目すべき副作用であり頻度が非常に高い。GIO は患者数が多く年齢層も幅広いため，社会的影響は大きい。

　GC 治療開始後，骨量は最初の数カ月で8～12%減少，その後毎年2～4%の割合で減少する[1]。骨折に対する影響をみると，非椎体骨折が GC 治療開始後最初の1年で 2.0/100 人発生し，投与5年時で 2.2 人 /100 人発生する。また非椎体骨折リスクは GC 治療開始前と比べ投与1年時でおよそ54%上昇する。椎体骨折リスクはプレドニゾロン換算 7.5 mg/ 日以上の投与例では特に高い傾向にある。一方で，GC 治療中止後，骨折発生率は急速に減少し，特に椎体部において顕著である[2]。一般的に長期 GC 治療を受けている患者の30～50%に骨折が起こる[3]。また GIO を放置した場合，女性に比べ男性のほうが骨折を起こしやすく，生命予後は女性に比して6～7倍悪化すると言われている。さらに注意すべき事項として，たとえ服用している GC の量が少なくても，3カ月以上使用する場合は GIO に対する対策が必要であることが挙げられる。

　GC は，骨芽細胞の増殖を抑制し，骨芽細胞や骨細胞のアポトーシスを誘導して骨形成を阻害，さらに骨細胞 - 骨小腔 - 骨細管ネットワークに影響を与え，骨微細構造の破綻を引き起こす。また GC は幹細胞から骨芽細胞への分化に重要な転写因子ラント関連転写因子2(runt-related transcription factor 2：RUNX2) を抑制して骨芽細胞への分化を阻害し，脂肪細胞へ分化誘導する転写因子ペルオキシソーム増殖剤活性化受容体ガンマ (peroxisome proliferator-activated receptor gamma 2：PPARγ2) の発現を高めることにより脂肪細胞への分化を促進する。RUNX2 とは独立した機序で，GC は骨形成の Wnt シグナルを，Dickkopf1 (Dkk-1) を介することで抑制することも示されている[4]。一方で GC は破骨細胞の寿命を延長させて骨吸収を増強する。さらに腸や腎臓でのカルシウム吸収を低下させ尿中へのカルシウム排泄を促進する。その結果，二次性副甲状腺機能亢進を引き起こし，破骨細胞の成熟・活性化を生じる。GC のその他の影響として，性腺刺激ホルモン放出ホルモンの産生を抑制することにより黄体ホルモンと卵胞刺激ホルモンを減少させる。その結果，性ホルモン (エストロゲンやテストステロンなど) の分泌抑制を促し GIO を惹起することもある[5]。さらにインスリン様成長因子 (insulin-like growth factor：IGF) や IGF 結合蛋白を介し，骨コラーゲンや非コラーゲンの産生抑制をもたらす。その結果，骨質，骨量ともに低下し，GIO を生ずる。GIO の病態は骨形成の低下が中心となるが，使用する GC の量が多い程，骨折の危険性，特に脊椎圧迫骨折のリスクが増大する。一方で高分解能末梢骨定量コンピュータ断層撮影法 (high-resolution peripheral quantitative computed tomography：HRpQCT) を用いた解析では，GC 治療患者において，皮質骨骨密度低下，皮質骨幅減少，骨梁間隔の拡大，橈骨遠位端部の皮質骨の菲薄化と多孔化がみられ，軽微な外力でも骨折を来しやすいことが明らかになっている[6]。また病理所見であるが，海綿骨中の骨芽細胞数の減少，骨梁幅の減少と，初期は保たれている骨梁構造が進行すると破綻することがわかっている。さらに，類骨幅，骨石灰化速度，骨形成率の低下，および骨吸収面の増加がみられる[7]。

　GC 治療時の骨代謝マーカーの変動をみると，リセドロネート投与群，ゾレドロン酸投与群ともに，骨形成マーカーである骨型アルカリホスファターゼ (BAP) や骨吸収マーカーである尿中 I 型コラーゲン架橋 N-テロペプチド (uNTX) は GC 治療開始後比較的早期に低下する[8]。また GIO 患者では，ビスホスホネート薬治療ナイーブ群において，非ナイーブ群と比べると骨吸収マーカーである酒石酸抵抗性酸ホスファターゼ-5b (TRACP-5b) は有意に低下し，腰椎の骨密度は有意に上昇した[9]。

●文献

1) Van Staa TP, Leufkens HG, Cooper C : The epidemiology of corticosteroid-induced osteoporosis: a meta-analysis. Osteoporos Int 13 : 777-787, 2002

2) Van Staa TP, Leufkens HG, Abenhaim L, et al : Use of oral corticosteroids and risk of fractures. J Bone Miner Res 20 : 1487-1494; discussion 1486, 2005

3) Angeli A, Guglielmi G, Dovio A, et al : High prevalence of asymptomatic vertebral fractures in post-menopausal women receiving chronic glucocorticoid therapy: a cross-sectional outpatient study. Bone 39 : 253-259, 2006

4) Ohnaka K, Tanabe M, Kawate H, et al : Glucocorticoid suppresses the canonical Wnt signal in cultured human osteoblasts. Biochem Biophys Res Commun 329 : 177-181, 2005

5) Fraser LA, Adachi JD : Glucocorticoid-induced osteoporosis: treatment update and review. Ther Adv Muscloskelet Dis 1 : 71-85, 2009

6) Kalpakcioglu BB, Engelke K, Genant HK : Advanced imaging assessment of bone fragility in glucocorticoid-induced osteoporosis. Bone 48 : 1221-1231, 2011

7) Dalle Carbonare L, Arlot ME, Chavassieux PM, et al : Comparison of trabecular bone microarchitecture and remodeling in glucocorticoid-induced and postmenopausal osteoporosis. J Bone Miner Res 16 : 97-103, 2001

8) Devogelaer JP, Sambrook P, Reid DM, et al : Effect on bone turnover markers of once-yearly intravenous infusion of zoledronic acid versus daily oral risedronate in patients treated with glucocorticoids. Rhumatology (Oxford) 52 : 1058-1069, 2013

9) Hasegawa E, Ito S, Takai C, et al : The Efficacy of Minodronate in the Treatment of Glucocorticoid-induced Osteoporosis. Intern Med 57 : 2169-2178, 2018

(中村幸男)

Q19 関節リウマチでは，どのように骨代謝マーカーを使えばよいですか？

A19 関節リウマチは滑膜炎と関節破壊を主体とする自己免疫性疾患である。ステロイド薬の使用の際は骨吸収抑制薬が適する。

● キーワード 関節リウマチ，骨吸収抑制薬，骨形成促進薬，骨代謝，骨密度

解説

　関節リウマチ(rheumatoid arthritis：RA)は，滑膜炎と関節破壊を主体とする自己免疫性疾患であるが，いまだその病態は不明である。アンカードラッグであるメトトレキサートの登場により，薬物療法は飛躍的に進歩し，「目標達成に向けた治療(Treat to Target)」の概念に基づいた寛解導入の症例も増えてきている。近年，生物学的製剤やJAK(janus kinase)阻害薬の登場により，RA治療はさらなる進歩を遂げようとしている。

　炎症組織で産生される腫瘍壊死因子(tumor necrosis factor：TNF)は骨細胞にDickkopf-related protein 1やスクレロスチンを誘導し，骨芽細胞の分化，骨基質産生を制御し，骨細胞にアポトーシスを誘導する。また，TNFやインターロイキン-6(interleukin-6：IL6)等の炎症性サイトカインは，破骨細胞の遊走，分化，活性化の過程を直接的に刺激する。さらに，骨細胞，骨芽細胞やT細胞にNF-κB活性化受容体リガンド(receptor activator of nuclear factor kappa-B ligand：RANKL)の発現を誘導し，間接的に破骨細胞の成熟と活性化を誘導する。

　骨粗鬆症薬としては，RAにおける骨吸収促進とステロイド薬使用を考慮すると，骨吸収抑制薬が適する。特にビスホスホネート薬はRA患者における椎体の圧縮強度に対する効果[1]，骨代謝マーカー改善効果[2]，骨密度改善効果[2)3)]，新規椎体骨折抑制効果[4]が示されている。デノスマブはRA合併骨粗鬆症患者における骨密度改善効果と骨破壊抑制効果が報告されている[5)6)]。活性型ビタミンD₃薬による新規椎体骨折抑制効果も日本人RA患者では認められている[4]。RA合併骨粗鬆症患者219人(ステロイド

内服率は 62％）の国内前向き試験では，生物学的製剤使用とビスホスホ
ネート薬使用は大腿骨近位部の骨密度上昇と血清 I 型コラーゲン架橋 N-
テロペプチド（sNTX）と骨型アルカリホスファターゼ（BAP）低下と有意に
関連していた[2]。RA 合併骨粗鬆症患者 218 人（ステロイド内服率は 40％）
の海外ランダム化比較試験（randomized controlled trial：RCT）では，デノ
スマブ群はプラセボ群と比べて腰椎と大腿骨頚部の骨密度が有意に上昇し，
血清 I 型コラーゲン架橋 C-テロペプチド（sCTX）と I 型プロコラーゲン-N-
プロペプチド（P1NP）も有意に低下した[6]。一方でステロイド内服率 100％
ではあるが RA 合併骨粗鬆症患者 52 人の報告では，ビスホスホネート薬
前治療群 26 人とナイーブ群 26 人に分けデノスマブを投与し 24 カ月間観
察した。結果，両群ともに投与 24 カ月間腰椎および大腿骨近位部の骨密
度は上昇し続けた一方で，デノスマブ群において投与 6 カ月時大腿骨近位
部の骨密度は有意に上昇した。デノスマブ投与前の骨代謝マーカーの実測
値は BAP，酒石酸抵抗性酸ホスファターゼ-5b（TRACP-5b）および尿中
I 型コラーゲン架橋 N-テロペプチド（uNTX）すべてにおいて，ビスホス
ホネート薬前治療群において有意に低下していた。各骨代謝マーカーの変
化率に関しては，BAP は投与 3 ～ 18 カ月間デノスマブ群で有意に低下，
TRACP-5b は投与 12 カ月間デノスマブ群で有意に低下，また uNTX は
デノスマブ群で投与 12 カ月時に有意に低下した[7]。

　一方で，骨形成促進薬の報告も散在される。RA 合併骨粗鬆症患者でビ
スホスホネート薬効果不十分例（ビスホスホネート薬前治療歴は，デノス
マブ群で 38.2 ± 16.6 カ月，遺伝子組換えテリパラチド（フォルテオ®）群
で 25.5 ± 15.5 カ月）に対して，デノスマブ群 18 例もしくは遺伝子組換え
テリパラチド（フォルテオ®）群 36 例に変更し，2 年間各薬剤を投与した
際の治療効果を検証した。両群ともに腰椎および大腿骨近位部の骨密度は
増加したが両群間で有意差はなかった。デノスマブ群では P1NP および
TRACP-5b ともに投与前に比べ有意な変化はなかったが，遺伝子組換え
テリパラチド（フォルテオ®）においては投与前に比べ P1NP および
TRACP-5b ともに有意に上昇した[8]。さらに，RA 合併骨粗鬆症患者 112
人を対象にした研究では，バゼドキシフェン投与群（20 mg/ 日）もしくは
非投与群に分け，ベースライン時からの 48 週後の腰椎および大腿骨近位
部密度値の変化は，バゼドキシフェン群で有意に増加したが，非投与群

では有意な差を認めなかった。大腿骨頚部骨密度値は両群ともに有意な増加は認めなかった。バゼドキシフェン群ではすべての骨代謝マーカー〔BAP，オステオカルシン（OC），sCTX，uNTX〕が 24 週，48 週時において有意に減少した。

●文献

1) Mawaari T, Miura H, Hamai S, et al：Vertebral strength changes in rheumatoid arthritis patients treated with alendronate, as assessed by finite element analysis of clinical computed tomography scans: a prospective randomized clinical trial. Arthritis Rheum 58：3340-3349, 2008

2) Okano T, Koike T, Tada M, et al：The limited effects of anti-tumor necrosis factor blockade on bone health in patients with rheumatoid arthritis under the use of glucocorticoid. J Bone Miner Metab 32：593-600, 2014

3) Lems WF, Lodder MC, Lips O, et al：Positive effect of alendronate on bone mineral density and markers of bone turnover in patients with rheumatoid arthritis on chronic treatment with low-dose prednisone: a randomized, double-blind, placebo-controlled trial. Osteoporos Int 17：716-723, 2006

4) Omata Y, Hagiwara F, Nishino J, et al：Vertebral fractures affect functional status in postmenopausal rheumatoid arthritis patients. J Bone Miner Metab 32：725-731, 2014

5) Deodhar A, Dore RK, Mandel D, et al：Denosumab-mediated increase in hand bone mineral density associated with decreased progression of bone erosion in rheumatoid arthritis patients. Arthritis Care Res (Hoboken) 62：569-574, 2010

6) Dore RK, Cohen SB, Lane NE, et al：Effects of denosumab on bone mineral density and bone turnover in patients with rheumatoid arthritis receiving concurrent glucocorticoids or bisphosphonates. Ann Rheum Dis 69：872-875, 2010

7) Nakamura Y, Suzuki T, Kato H：Denosumab significantly improves bone mineral density with or without bisphosphonate pre-treatment in osteoporosis with rheumatoid arthritis：Denosumab improves bone mineral density in osteoporosis with rheumatoid arthritis. Arch Osteoporos 12：80, 2017

8) Hattori K, Hirano Y：The comparison of the efficacy of switching bisphosphonates to either denosumab or daily teriparatide in treating osteoporosis in patients with rheumatoid arhthritis. Clin Rheumatol Rel Res 31：33-40, 2019

（中村幸男）

Q20 生活習慣病では，どのように骨代謝マーカーを使えばよいですか？

A20

2型糖尿病，慢性腎臓病（CKD），慢性閉塞性肺疾患（COPD）などの生活習慣病では骨折リスクが増加する。骨代謝マーカーの使い方は一般的な原発性骨粗鬆症と同様であるが，2型糖尿病やCOPDは骨代謝回転を低下させることに注意する。CKDや糖尿病性腎症では腎機能の影響を受けないTRACP-5bやBAPがよい。

● キーワード　2型糖尿病，慢性腎臓病，慢性閉塞性肺疾患，骨質

解説

生活習慣病と骨折リスク

　生活習慣病とは，食事や運動，喫煙などの生活習慣がその発症に関与し，逆に生活習慣の改善がその予防となり得る疾患の総称である。もともと狭心症や脳卒中などの心血管病のリスクを強く意識した概念であったが，骨粗鬆症性などの他の加齢関連疾患の発症にも関わる。とりわけ2型糖尿病[1]，慢性腎臓病（chronic kidney disease：CKD）[2,3]，慢性閉塞性肺疾患（chronic obstructive pulmonary disease：COPD）[4]の3つは骨粗鬆症性骨折のリスク因子として確立されており，『生活習慣病骨折リスクに関する診療ガイド2019年度版』においても骨量減少者に対する薬物治療開始の条件として提示されている[5]。

生活習慣病合併骨粗鬆症の病態

　2型糖尿病では肥満に伴い骨密度が正常もしくはむしろ高値となることが多い。海綿骨微細構造の劣化，皮質骨多孔性の増加，Ⅰ型コラーゲンの強度低下などにより骨質が劣化して骨強度が低下する。CKDやCOPDにおいても骨密度低下のみならず骨質劣化が骨折リスクの増加に寄与している。これらの生活習慣病の骨質劣化には炎症の関与も示唆されている[6]。また，生活習慣病ではビタミンD欠乏のリスクが高い。

骨代謝マーカーと生活習慣病

　2型糖尿病やCOPDにおいては骨芽細胞機能不全などに基づき，骨代謝回転が全般的に低下する傾向にある[7)8)]。一方，原発性骨粗鬆症では一般に骨代謝回転の亢進，すなわち骨代謝マーカーの高値は骨密度と独立の骨折リスクとなる[9)]。したがって，生活習慣病の骨代謝や骨折リスクへの影響を骨代謝マーカーの変化でみるのは困難である。骨吸収抑制薬投与後の骨代謝マーカー低下など，治療効果の確認やアドヒアランスの維持という目的では原発性と同様に用いることができる。重度のビタミンD欠乏では骨軟化症の要素が加わり，骨型アルカリホスファターゼ(BAP)が相対的に高値となることがある。また，進行したCKDステージ4～5期では腎代謝を受ける多くの骨代謝マーカーの精度が低下する。BAP，酒石酸抵抗性酸ホスファターゼ-5b(TRACP-5b)，インタクトⅠ型プロコラーゲン-N-プロペプチド(Intact P1NP)はほとんど腎機能の低下を受けないため，進行した糖尿病性腎症などでも用いることができる。特にTRACP-5bおよびBAPは食事の影響や日内変動が少ないため外来診療で使いやすい。これらの高値はCKDでも骨折リスク増加と関連する[10)]。

広義の骨代謝マーカー（骨マトリックス関連マーカー）と生活習慣病

　ペントシジンやホモシステインは骨マトリックス関連マーカーとして位置づけられている生化学マーカーである。ペントシジンは終末糖化産物(advanced glycation end-products：AGEs)のひとつであり，その血中濃度や尿中排泄量は生体におけるAGEs産生の指標となり，骨中のペントシジン量とも相関する。ペントシジンはⅠ型コラーゲンの非生理的架橋構造のひとつであり，骨強度劣化と関連する。ホモシステインはメチルサイクルを形成する含硫アミノ酸代謝経路の中間産物であり，その血中濃度の上昇が動脈硬化・心血管病や認知症などの危険因子であることが知られている。両者は骨密度と独立した骨折リスクとなることから骨質マーカーと呼ばれることもあり，2型糖尿病においても骨折リスクとの関与が報告されている[11)12)]。しかしながら臨床的なマーカーとしての位置づけは未確立であり，骨粗鬆症における測定も保険適用ではない。

Chap
6

Q20

●文献

1) Wang H, Ba Y, Xing Q, et al：Diabetes mellitus and the risk of fractures at specific sites：a meta-analysis. BMJ open 9：e024067, 2019

2) Asadipooya K, Abdalbary M, Ahmad Y, et al：Bone Quality in CKD Patients：Current Concepts and Future Directions - Part I. Kidney Dis(Basel) 7：268-277, 2021

3) Hsu CY, Chen LR, Chen KH：Osteoporosis in Patients with Chronic Kidney Diseases：A Systemic Review. Int J Mol Sci 21：6846, 2020

4) Chen YW, Ramsook AH, Coxson HO, et al：Prevalence and risk factors for osteoporosis in individuals with chronic obstructive pulmonary disease：a systematic review and meta-analysis. Chest 156：1092-1110, 2019

5) 生活習慣病における骨折リスク評価委員会：生活習慣病骨折リスクに関する診療ガイド 2019 年版. ライフサイエンス出版, 東京, 2019

6) Watanabe R, Tai N, Hirano J, et al：Independent association of bone mineral density and trabecular bone score to vertebral fracture in male subjects with chronic obstructive pulmonary disease. Osteoporos Int 29：615-623, 2018

7) Starup-Linde J, Vestergaard P：Biochemical bone turnover markers in diabetes mellitus - A systematic review. Bone 82：69-78, 2016

8) Xiaomei W, Hang X, Lingling L, et al：Bone Metabolism Status and Associated Risk Factors in Elderly Patients with Chronic Obstructive Pulmonary Disease (COPD). Cell Biochem Biophys 70：129-134, 2014

9) Tian A, Ma J, Feng K, et al：Reference markers of bone turnover for prediction of fracture: a meta-analysis. J Orthop Surg Res 14：68, 2019

10) Vlot MC, den Heijer M, de Jongh RT, et al：Clinical utility of bone markers in various diseases. Bone 114：215-225, 2018

11) Choi YJ, Ock SY, Jin Y, et al：Urinary Pentosidine levels negatively associates with trabecular bone scores in patients with type 2 diabetes mellitus. Osteoporos Int 29：907-915, 2018

12) Li J, Zhang H, Yan L, et al：Fracture is additionally attributed to hyperhomocysteinemia in men and premenopausal women with type 2 diabetes. J Diabetes Investig 5：236-241, 2014

（井上大輔）

Q21 甲状腺機能亢進症と原発性副甲状腺機能亢進症では，どのように骨代謝マーカーを使えばよいですか？

A21 甲状腺機能亢進症や原発性副甲状腺機能亢進症では，高骨代謝回転型骨粗鬆症がみられる。NTX, CTX, BAP などの骨代謝マーカーの高値は治療前の骨密度低下や骨折リスクをある程度反映する。原発性副甲状腺機能亢進症では術後の効果判定に NTX などに加えて OC の測定が認可されている。両疾患ともに，治療後に骨形成マーカーの上昇が遷延することがある。

●キーワード 高骨代謝回転，副甲状腺ホルモン(PTH)，甲状腺ホルモン，飢餓骨症候群

解説

甲状腺機能亢進症における骨代謝の変化

バセドウ病や甲状腺がんの甲状腺抑制療法(甲状腺ホルモン過剰投与)などの持続的な甲状腺ホルモンの上昇は，高骨代謝回転型の骨粗鬆症をもたらす[1]。バセドウ病は既往を含めて骨折リスクとされている。活性型ホルモンであるトリヨードサイロニン(triiodothyronine：T3)は骨芽細胞の増殖促進や RANKL 発現促進をもたらす。破骨細胞に対しても RANKL に依存しない直接作用により，骨吸収を促進する可能性が報告されている。これらの作用は骨に発現する主な受容体である甲状腺ホルモン受容体(thyroid hormone receptors：TR) α1 を介していると考えられるが，TRβ作用も一部関与しているとの報告が複数みられる[2]。

甲状腺機能亢進症における骨代謝マーカー

持続的な甲状腺機能亢進症は一般的に高骨代謝回転を来すことから，ほとんどの骨代謝マーカーが上昇する。一部の報告において I 型コラーゲン架橋 N-テロペプチド(NTX)，I 型コラーゲン架橋 C-テロペプチド(CTX)などのコラーゲン代謝産物に比して酒石酸抵抗性酸ホスファターゼ-5b(TRACP-5b)はあまり上昇しないことから，破骨細胞の数よりもむしろ活性が増加する可能性が示唆されている[3]が，未確立である。治療前の骨

代謝マーカーの高値は甲状腺ホルモン値とある程度相関する。骨代謝の促進は破壊性甲状腺炎などによる一過性の甲状腺ホルモンの上昇では起こらないため，バセドウ病との鑑別に有用なことがある。バセドウ病の治療後，甲状腺機能低下に伴い骨吸収マーカーが比較的速やかに低下するのに対し，骨型アルカリホスファターゼ（BAP）やⅠ型プロコラーゲン-N-プロペプチド（P1NP）などの骨形成マーカーは数カ月にわたって低下しないか，むしろ一過性に上昇することが多い。これは飢餓骨症候群の状態を反映しているものと考えられる[3]。

原発性副甲状腺機能亢進症における骨代謝の変化

　原発性副甲状腺機能亢進症は副甲状腺の腺腫，過形成，がんからの副甲状腺ホルモン（parathyroid hormone：PTH）過剰分泌により，高カルシウム低リン血症を来す疾患である。持続的PTH上昇は骨代謝回転の亢進をもたらし，皮質骨優位の全般的な骨密度低下をもたらす。一方，骨質の劣化も伴うとされており，結果的に椎体，非椎体を含む各部位の骨折リスクが増加する[4]。

原発性副甲状腺機能亢進症における骨代謝マーカー

　高骨代謝回転を反映してCTX，NTX，TRACP-5b，P1NP，BAPなど基本的にすべての骨吸収／骨形成マーカーの上昇がみられる[3][5]。これらの骨代謝マーカーの高値は骨密度減少の程度とある程度相関する。PTHの直接の標的遺伝子の1つであるオステオカルシン（OC）は，保険診療においては続発性副甲状腺機能亢進症の手術適応の決定，および原発性または続発性の副甲状腺機能亢進症による副甲状腺（上皮小体）腺腫過形成手術後の治療効果判定に際して実施した場合に限り算定できる。原発性骨粗鬆症での測定は認められていない。NTXやデオキシピリジノリン（DPD）も術後の効果判定のために測定することができるが，同時に2種類以上は測定できない。これらのマーカーの動きは比較的明確であるが，手術の効果判定に関してPTH濃度以上の情報は得られない。術後のNTXやCTXなどのマーカーの低下が骨密度の回復を予測できるという報告もあるが，否定的な報告もあり，骨密度回復予測因子としての有用性も確立されていない[6]。術後の骨形成マーカーの低下は骨吸収マーカーの変化に比して緩

徐である。また，カルシウム受容体作動薬（calcimimetics）投与後の骨代謝マーカーの変化にはさまざまな報告があり，一定しない。

●文献

1) Delitala AP, Scuteri A, Doria C：Thyroid Hormone Diseases and Osteoporosis. J Clin Med 9：1034, 2020

2) Bassett JH, Williams GR：Role of Thyroid Hormones in Skeletal Development and Bone Maintenance. Endocr Rev 37：135-187, 2016

3) Szulc P. Bone turnover：Biology and assessment tnv ools. Best Pract Res Clin Endocrinol Metab 32：725-738, 2018

4) Ejlsmark-Svensson H, Rolighed L, Harslof T, et al：Risk of fractures in primary hyperparathyroidism: a systematic review and meta-analysis. Osteoporos Int 32：1053-1060, 2021

5) Costa AG, Bilezikian JP：Bone turnover markers in primary hyperparathyroidism. J Clin Densitom 16：22-27, 2013

6) Glendenning P, Chubb SAP, Vasikaran S：Clinical utility of bone turnover markers in the management of common metabolic bone diseases in adults. Clin Chim Acta 481：161-170, 2018

（井上大輔）

Chap

6

Q21

Q22 性腺機能低下症では，どのように骨代謝マーカーを使えばよいですか？アロマターゼ阻害薬の使用時も含めて，教えてください

A22　性腺機能低下症における骨代謝異常の主体は性ホルモンの減少であるため，骨代謝状態は高回転型が予想される。可能ならば悪性腫瘍治療開始前に骨吸収マーカー，骨形成マーカーの両方を測定し，性ホルモン拮抗・枯渇治療薬投与後数カ月以内に骨吸収マーカーを測定することで骨量減少のリスクを評価する。骨量減少に対する治療の主体は骨吸収抑制薬となるため，骨に対する治療開始後 6 カ月以内に再度骨代謝マーカーを測定し効果判定を行う。

● **キーワード**　GnRH 受容体作動薬，アロマターゼ阻害薬(AI)，がん治療関連骨減少症(CTIBL)，乳がん，前立腺がん

解説

ホルモンの骨代謝への影響

　エストロゲンは骨吸収を行う破骨細胞の分化，増殖ならびに骨吸収活性を抑制することが知られており，この抑制が外れることで骨吸収が亢進し骨粗鬆症のリスクが高まる。エストロゲンが減少すると，間葉系細胞・骨芽細胞由来の NF-κB 活性化受容体リガンド(RANKL)の発現が亢進し，破骨細胞の分化・活性化が促進される[1]。その他エストロゲンには副甲状腺ホルモンを介して消化管からのカルシウム吸収，腎尿細管でのカルシウム再吸収を促進するといわれている。また骨形成を行う骨芽細胞にもエストロゲン受容体(estrogen receptor：ER)が存在し，骨形成にも関与している可能性がある。

　テストステロンの 95% は精巣で産生されるが，残り 5% は副腎アンドロゲンのデヒドロエピアンドロステロン(dehydroepiandrosterone：DHEA)とデヒドロエピアンドロステロンサルフェート(dehydroepiandrosterone sulfate：DHEAS)から末梢組織の変換酵素により産生される。テストステロンは，末梢組織の 5α 還元酵素により活性型のジヒドロテストステロン(dihydrotestosterone：DHT)に変換され，アンドロゲン受容体(androgen receptor：AR)と結合して作用発現するほかに，アロマターゼによりエストロゲンに変換された後に ER との結合を介しても作用する。テストステロンはインスリン様成長因子1(insulin-like growth factor 1：IGF-Ⅰ)などの成長因子の発現を高め，骨芽細胞の増殖を促進するほか，AR を介して骨芽細胞の分化を促進するとともに骨芽細胞・骨細胞のアポトーシスを抑制する[2]。

性腺機能低下症と骨代謝

原発性骨粗鬆症の主要な原因が性ホルモンの作用低下であるのと同様に，疾患としての性腺機能低下症も骨粗鬆症のリスクや骨折リスクの増大をもたらす。性腺機能低下症の原因には先天性(染色体異常など)，視床下部性，下垂体性，性腺性，薬物性(GnRH 受容体作動薬，アロマターゼ阻害薬など)など多岐にわたる。

乳がんや前立腺がんなどホルモン依存性がん患者に対する強力なホルモン枯渇療法により，急激な骨量減少とともに骨折のリスクの増大が惹起される。このがん治療関連骨減少症(cancer treatment-induced bone loss：CTIBL)による骨粗鬆症の進行と骨折の発生を未然に防ぐことを目的に各種がんの治療ガイドラインでは注意喚起されてはいるものの，わが国では骨粗鬆症の進行や骨折の発生を防止するための骨の評価方法や管理を示す明確なガイドラインは存在しない。

ER 陽性の乳がん治療において，閉経前では GnRH 作動薬・拮抗薬，閉経後ではアロマターゼ阻害薬(aromatase inhibitor：AI)を使用した場合，あるいは前立腺がん患者に対しホルモン枯渇療法(GnRH 作動薬・拮抗薬，抗アンドロゲン療法)では，いずれにしても骨折のリスクは増大するが，その病態は性ホルモンの減少であることから，骨代謝マーカーも原発性骨粗鬆症と同様な変化を示すことが多い。すなわち，骨吸収マーカー，骨形成マーカーともに上昇することが考えられる。

性ホルモン拮抗・枯渇治療薬
①アロマターゼ阻害薬

卵巣外の全身の脂肪組織などに存在するアロマターゼを強力に阻害することでアンドロゲンからエストロゲンへの変換をほぼ完全に阻害し，エストロゲンを枯渇させる。対象は閉経後の ER 陽性乳がん患者で，現在使用

されている主要な AI には，非ステロイド系ではアナストロゾール，レトロゾール，ステロイド系ではエキセメスタンがある。

②ゴナドトロピン放出ホルモン作動薬・拮抗薬

　ゴナドトロピン放出ホルモン（gonadotropin releasing hormone：GnRH）の長期作用型作動薬は脳下垂体のゴナドトロピン分泌細胞の GnRH 受容体の枯渇によるゴナドトロピン分泌の減少により，性腺からのエストロゲンおよびアンドロゲン分泌を強力に抑制する。閉経前の ER 陽性乳がん患者や前立腺がん患者に使用される。現在ゴセレリン，リュープロレリンがある。GnRH 拮抗薬は，GnRH の作用を阻害し，ゴナドトロピン分泌の抑制を介し性ホルモンの分泌を抑制する。現在デガレリクスが使用されている。

③アンドロゲン受容体拮抗薬，アンドロゲン産生阻害薬

　前立腺がん患者に対する GnRH 作動薬・拮抗薬療法は初期には有効なことが多いが，いずれ抵抗性を示すことが知られる。これら去勢抵抗性前立腺がんに対する薬剤として開発された。AR 拮抗薬としてフルタミド，ビカルタミドがあり，新世代の AR シグナル伝達阻害薬であるアパルタミドは AR のアンドロゲン結合部位に結合し，アンドロゲンの AR への結合，AR のがん細胞核内への移行，AR の核内 DNA への結合，遺伝子転写のいずれも阻害することで高い臨床効果を発揮している。

性腺機能低下症の際に測定すべき骨代謝マーカー

　骨代謝異常の主体は性ホルモンの減少であるため，骨代謝状態は高回転型の骨代謝が予想される。可能ならば悪性腫瘍治療開始前に骨吸収マーカー，骨形成マーカーの両方を測定し，性ホルモン拮抗・枯渇治療薬投与後数カ月以内に骨吸収マーカーを測定するのが望ましい。AI の大規模臨床試験では尿中 I 型コラーゲン架橋 N-テロペプチド（uNTX），尿中 I 型コラーゲン架橋 C-テロペプチド（uCTX）が測定されていることが多く，有意な増加が認められている[3][4]。

●文献

1) Zebaze RMD, Ghasem-Zadeh A, Bohte A, et al：Intracortical remodeling and porosity in the distal radius and post-mortem femurs of women: a cross-sectional study. Lancet 375：1729-1736, 2010

2) Khosa S, Monroe GD：Regulation of Bone Metabolism by Sex Steroids. Cold Spring Harb Perspect Med 8：a031211, 2018

3) Richard Eastell, Rosemary A Hannon, Jack Cuzick, et al：Effect of an aromatase inhibiter on bmd and bone turnover markers: 2-year results of the Anastrozole, Tamoxifen, Alone or in Combination (ATAC) trial. J Bone Miner Res 21：1215-1223, 2006

4) Parton M, Smith IE：Controversies in the management of patients with breast cancer：adjuvant endocrine therapy in premenopausal women. J Clin Oncol 26：745-752, 2008

（茶木　修）

Chap
6
Q22

Q23 くる病と骨軟化症では, どのように骨代謝マーカーを使えばよいですか?

A23 未治療のくる病・骨軟化症においては, 骨石灰化障害による骨芽細胞分化が阻害されているため, 幼弱な骨芽細胞のマーカーである P1NP, BAP は上昇し, 成熟した骨芽細胞のマーカーである OC は低下している。これらの異常は, 治療によりある程度改善し, 治療効果の判定に有用である。

● キーワード くる病, 骨軟化症, FGF23, P1NP, BAP, OC

解説

　くる病・骨軟化症は, ともに軟骨, 骨基質における石灰化が障害されることにより, 骨格の構造と強度が損なわれ, 骨脆弱性を呈する代謝性骨疾患である。骨組織においては, 骨石灰化が障害され, 類骨の割合が増加する。骨端線閉鎖以前に石灰化障害が生じた場合にはくる病となり, 骨端線閉鎖以降の石灰化障害では骨軟化症を呈する。

　1歳未満に発症したくる病では, 頭蓋癆(craniotabes), 肋骨念珠(rachitic rosary), 横隔膜付着部の陥没(Harrison's groove), 筋緊張低下による処女歩行の遅延などが特徴として知られる。1歳以降に発症すると, 長管骨末端の拡大により内反膝, 外反膝, 内反股, 外反股などが出現する。過去には栄養不足, 日照不足によるものの頻度が高かったが, 生活環境の改善に伴い減少した。最近では遺伝性のX染色体優性低リン血症性くる病(X-linked hypophosphatemic rickets/osteomalacia:XLHR)・骨軟化症の頻度が最も高い。ビタミンD依存症1型, 2型では, 低カルシウム血症による痙攣を乳児期より認めることもある。

　骨軟化症では, 骨痛, 近位筋優位の筋力低下, アヒル様歩行(waddling gait), 易骨折などの症状を来す。骨軟化症は胃切除後症候群の一症状として知られるが, 近年術式としてBillroth-Ⅱ法や胃全摘の回避により減少した。カドミウム汚染による公害病であるイタイイタイ病も骨軟化症である。成人発症型の骨軟化症として腫瘍性骨軟化症(tumor induced osteomalacia:TIO)やFanconi症候群などが知られている。薬剤による骨

軟化症もあり，注意が必要である。骨軟化症の診断がつかないために適切な治療が行われず，易骨折性と著しい骨痛のために寝たきりとなることもある。血清アルカリホスファターゼ（ALP）の上昇を認めた際には，くる病・骨軟化症を含めた代謝性骨疾患の十分な鑑別が必要となる。

　骨組織の主たる構成ミネラルはカルシウムとリンであるが，これらの不足・欠乏により骨石灰化障害が生じ，くる病・骨軟化症を発症することが知られている。血清カルシウム，リン濃度の恒常性には，副甲状腺ホルモン（PTH），活性型ビタミンDである1,25-ジヒドロキシビタミンD（1,25(OH)$_2$D），線維芽細胞増殖因子23（FGF23）の3種類のホルモンが作用し，それぞれフィードバックループを形成して協調的に働いている[1]。FGF23はリン利尿因子であり，腎近位尿細管におけるナトリウム依存性リン共輸送体の働きを低下させ，尿細管リン再吸収を抑制することで低リン血症を惹起する[2]。またFGF23は，腎近位尿細管におけるビタミンDの活性化も抑制し，リンの小腸からの吸収を抑制する[2]。このFGF23作用の過剰によりリン利尿が生じ，低リン血症となることで骨石灰化障害が起こる，FGF23関連低リン血症性くる病・骨軟化症も報告されている[3]。近年，血清FGF23濃度の測定が実臨床で可能となり，『くる病・骨軟化症の診断マニュアル』において，鑑別診断における重要な測定項目として記載されている[4]。

　くる病・骨軟化症においては，ビタミンD，リン，カルシウムの欠乏などにより骨石灰化が阻害されているため，骨芽細胞分化が抑制されている。特に未治療例においてはALPの上昇が特徴的である。骨代謝マーカーを詳細に検討すると，幼弱な骨芽細胞のマーカーであるI型プロコラーゲン-N-プロペプチド（P1NP），骨型アルカリホスファターゼ（BAP）は上昇し，成熟した骨芽細胞のマーカーであるオステオカルシン（OC）は低下している。XLHRでは幼児期に診断され，早期より活性型ビタミンD$_3$製剤や経口無機リン製剤で十分な内服治療を受けていることが多い。内服治療により骨芽細胞分化・骨石灰化が進むことから，BAPの上昇は軽度である[5]。一方TIOでは，成人発症であり長期にわたり診断がつかず治療開始が遅れるために，未分化な骨芽細胞のマーカーであるP1NP，BAPは著増する[5]。骨吸収マーカーである血清I型コラーゲン架橋N-テロペプチド（sNTX）濃度には，相違を認めなかった。

　FGF23関連低リン血症性くる病・骨軟化症の代表的疾患として，

XLHR と TIO が挙げられる。近年これらの疾患に対して，抗 FGF23 抗体であるブロスマブが開発された。小児 XLHR におけるブロスマブの長期投与において，血清リン濃度と 1,25(OH)$_2$D 濃度は投与早期より安定して上昇し，ALP 濃度は徐々に低下した[6]。成人 XLHR における投与では，幼弱な骨芽細胞のマーカーである P1NP，BAP と骨吸収マーカーである CTX の，一過性の上昇が示された[7]。TIO においてもブロスマブの長期投与において，血清リン濃度と 1,25(OH)$_2$D 濃度は投与早期より安定して上昇し，ALP 濃度は徐々に低下した[8]。難治性 TIO に対するブロスマブの長期投与では，血清リン濃度により骨密度も上昇したが，骨代謝マーカーは BAP が低下し OC の上昇が認められた[9]。これらの骨代謝マーカーの変化は，血清リン濃度と 1,25(OH)$_2$D 濃度の上昇により骨石灰化が促進し，未熟な骨芽細胞が次第に成熟したことを示している。

くる病・骨軟化症における治療薬の効果判定においては，ブロスマブの投与では血清リン濃度はリン利尿の低下を伴うが，アルファカルシドール単独や経口無機リン製剤との併用治療では血清リン値が上昇してもリン利尿は低下しないため，リン利尿を治療効果判定に使用することは困難である。幼弱な骨芽細胞のマーカーである P1NP，BAP の低下や，成熟した骨芽細胞のマーカーである OC の上昇を指標として，治療効果を判定することが有用と考えられる。

●文献

1) Imanishi Y, Nishizawa Y, Inaba M：In: Suzuki H. Pathogenesis and Treatment of Chronic Kidney Disease-Mineral and Bone Disorder. Hemodialysis. Rijeka, Croatia：InTech 81-100, 2013
2) Shimada T, Muto T, Urakawa I, et al：Mutant FGF-23 responsible for autosomal dominant hypophosphatemic rickets is resistant to proteolytic cleavage and causes hypophosphatemia in vivo. Endocrinology 143：3179-3182, 2002
3) Jonsson KB, Zahradnik R, Larsson T, et al：Fibroblast growth factor 23 in oncogenic osteomalacia and X-linked hypophosphatemia. N Engl J Med 348：1656-1663, 2003
4) 福本誠二，大薗恵一，道上敏美，他：くる病・骨軟化症の診断マニュアル．日内分泌会誌 91：1-11, 2015
5) Nagata Y, Imanishi Y, Ishii A, et al：Evaluation of bone markers in hypophosphatemic rickets/osteomalacia. Endocrine 40：315-317, 2011
6) Carpenter TO, Whyte MP, Imel EA, et al：Burosumab Therapy in Children with X-Linked Hypophosphatemia. N Engl J Med 378：1987-1998, 2018
7) Portale AA, Carpenter TO, Brandi ML, et al：Continued Beneficial Effects of Burosumab in Adults with X-Linked Hypophosphatemia: Results from a 24-Week Treatment Continuation Period After a 24-Week Double-Blind Placebo-Controlled Period. Calcif Tissue Int 105：271-284, 2019

8) Imanishi Y, Ito N, Rhee Y, et al：Interim Analysis of a Phase 2 Open-Label Trial Assessing Burosumab Efficacy and Safety in Patients With Tumor-Induced Osteomalacia. J Bone Miner Res 36：262-270, 2021
9) Miyaoka D, Imanishi Y, Yano M, et al：Effects of burosumab on osteocalcin and bone mineral density in patient with 15-year history of nonremission tumor-induced osteomalacia initially treated with conventional therapy: Case report. Bone Rep 13：100736, 2020

（今西康雄）

Q24 慢性腎臓病に伴うミネラル骨代謝異常（CKD-MBD）では，どのように骨代謝マーカーを使えばよいですか？

A24 慢性腎臓病（CKD）の患者では腎排泄性でなく腎機能低下に影響を受けない骨代謝マーカーの測定による骨代謝回転の評価が推奨される。また，一般高齢者であっても高率な CKD 合併や加齢・夏季の腎機能低下の影響を排除するため，腎機能低下に影響を受けない骨代謝マーカーの測定が推奨される。

● キーワード　CKD，CKD-MBD，eGFR，二次性副甲状腺機能亢進症，BAP，TRACP-5b

解説

　骨粗鬆症は高齢者に頻発するため，慢性腎臓病（chronic kidney disease：CKD）の合併症例が多い。糸球体濾過率（glomerular filtration rate：GFR）< 60 mL/min/1.73m^2 の CKD ステージ 3 患者が一般人高齢者で 70 歳代，80 歳代でそれぞれ 30％，45％程度になると報告されている[1]。推算糸球体濾過量（estimated glomerular filtration rate：eGFR）< 50 mL/min/1.73m^2 低下では強力な骨吸収作用を有する副甲状腺ホルモン（parathyroid hormone：PTH）が eGFR 低下につれて直線的に上昇し，二次性副甲状腺機能亢進症に伴う，骨吸収マーカー上昇に伴い骨形成マーカーもともに上昇する高回転型骨粗鬆症が発症する（図1）[2)3)]。注目すべき点は，eGFR 低下に伴う血清 I 型コラーゲン架橋 N-テロペプチド（sNTX）・オステオカルシン（OC）の上昇の角度が，酒石酸抵抗性酸ホスファターゼ -5b（TRACP-5b），骨型アルカリホスファターゼ（BAP）の上昇の角度に比べて大きい点である[3)]。

　多変量解析（表1）では，sNTX・Intact OC が TRACP-5b，BAP と同様に PTH と正に関連することに加えて eGFR と負に関連する。すなわち，sNTX・Intact OC は尿排泄性のマーカーであり，腎機能低下による尿排泄低下によって見かけ上高値となり，骨代謝を実際より過大に評価する恐れがある。したがって CKD 患者においては各マーカーの腎機能低下によ

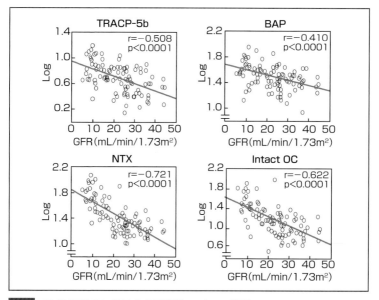

図1 CKD 患者での GFR と各骨代謝マーカーの関係

Yamada S, et al., Utility of serum tartrate-resistant acid phosphatase (TRACP5b) as a bone resorption marker in patients with chronic kidney disease: independence from renal dysfunction. ©John Wiley and Sons.

（文献 3 より引用）

表1 保存期腎不全患者での各骨代謝マーカーと GFR, PTH との関連

独立変数	TRACP-5b	BAP	sNTX	Intact OC
BMI	− 0.293 [†]	− 0.088	− 0.222 [†]	− 0.073
eGFR	− 0.159	− 0.001	− 0.371 [‡]	− 0.294 [§]
PTH	0.397 [†]	0.511 [‡]	0.400 [‡]	0.490 [‡]
R_2	0.433 [‡]	0.339 [‡]	0.676 [‡]	0.546 [‡]

値は標準回帰係数 (β)。R_2= 多重決定係数。

‡ : $p < 0.0001$, † : $p < 0.001$, § : $p < 0.05$ (性別, 年齢, 糖尿病の有無で補正)

Yamada S, et al., Utility of serum tartrate-resistant acid phosphatase (TRACP5b) as a bone resorption marker in patients with chronic kidney disease: independence from renal dysfunction. ©John Wiley and Sons.

（文献 3 より改変引用）

表2 骨代謝マーカーに対する腎機能低下の影響

骨代謝マーカーの種類	腎機能低下の影響
骨形成マーカー	
アルカリホスファターゼ（ALP）	−
骨型アルカリホスファターゼ（BAP）	−
オステオカルシン（OC）	＋
I型プロコラーゲン-C-プロペプチド（P1CP）	−
トータルI型プロコラーゲン-N-プロペプチド（total P1NP）	＋
インタクトI型プロコラーゲン-N-プロペプチド（Intact P1NP）	−
骨吸収マーカー	
酒石酸抵抗性酸ホスファターゼ（TRACP）	−
酒石酸抵抗性酸ホスファターゼ-5b（TRACP-5b）	−
ピリジノリン（PYD）	＋
デオキシピリジノリン（DPD）	＋
I型コラーゲン-C-テロペプチド（1CTP）	＋
I型コラーゲン架橋C-テロペプチド（CTX）	＋
I型コラーゲン架橋N-テロペプチド（NTX）	＋

(文献4より引用)

る影響の有無（表2）[4]を考慮して，尿排泄がなく腎機能に影響を受けないマーカーを測定すべきである．特に高齢者では骨粗鬆症治療開始時点で正常であっても，季節による腎機能変動が大きく，また加齢によってeGFR低下が顕著となることが多く，長期の診療を予定している患者ではこの点に留意する必要がある．

●文献
1）日本腎臓学会編：CKD診療ガイド2012. 東京医学社，東京，2012
2）Kurajoh M, Inaba M, Yamada S, et al：Association of increased active PTH (1-84) fraction with decreased GFR and serum Ca in predialysis CRF patients: modulation by serum 25-OH-D. Osteoporos Int 19：709-716, 2008
3）Yamada S, Inaba M, Kurajoh M, et al：Utility of serum tartrate-resistant acid phosphatase (TRACP5b) as a bone resorption marker in patients with chronic kidney disease: independence from renal dysfunction. Clin Endocrinol (Oxf) 69：189-196, 2008
4）日本骨粗鬆症学会 予防と治療ガイドライン作成委員会（編）：骨粗鬆症の予防と治療ガイドライン2015年版. ライフサイエンス出版，東京，2015

(稲葉雅章)

Q25 不動と骨萎縮では，どのように骨代謝マーカーを使えばよいですか？

A25 骨代謝マーカーの測定は，廃用性骨萎縮や廃用性骨粗鬆症の発症予測，運動療法や薬物療法の治療効果の判定を可能とする。廃用性骨萎縮や廃用性骨粗鬆症の予測には，第一義に骨吸収マーカーの測定を推奨する。一方，骨形成マーカーは，年齢や病態によって相違があることを認識したうえで，その測定とその解釈を行う。

● キーワード 不動，廃用性骨萎縮，廃用性骨粗鬆症，骨吸収マーカー，骨形成マーカー

解説

骨に加わる機械的ストレスが減弱すると，破骨細胞性骨吸収が亢進するとともに骨芽細胞性骨形成が低下する。その結果，骨は経時的に量的減少，質的劣化，強度低下を来す。廃用性骨萎縮あるいは廃用性骨粗鬆症の発症である[1)2)]。

廃用性骨萎縮や廃用性骨粗鬆症は，慢性的な易骨折の状態にある。高齢者の骨折は，疼痛や運動機能障害にとどまらない。重篤な合併症，すなわち虚血性脳・心血管障害や肺炎を併発して生命予後を悪化させる。

前述の理由から，廃用性骨萎縮や廃用性骨粗鬆症には，早期発見と早期治療が求められる。骨密度測定は，不動や廃用が開始された時点での骨強度の推定が可能である。

また，骨代謝マーカーは不動や廃用となった時点や，それ以後の骨萎縮と骨粗鬆症化を予測することが可能である。さらに，骨代謝マーカーの測定は，廃用性骨萎縮や廃用性骨粗鬆症に対する運動療法や薬物療法の治療効果を解析することも可能である。

表1は，不動や廃用における代表的骨代謝マーカーの変動を提示したものである。脳疾患[3)4)]，脊髄損傷[5)]，整形外科術後の安静臥床小児[6)]，移動能力が障害された高齢者[7)]，宇宙の微小重力環境[8)]，健康成人ベッドレスト研究[9)]における骨代謝の共通項は，不動や廃用の早期における骨吸

表1　不動や廃用における骨代謝マーカーの変動

文献	対象	不動・廃用の状況	骨代謝マーカーの変動
3)	男性 19 人　女性 17 人 （平均年齢 32 ± 7 歳）	脳性麻痺，脳炎，脳挫傷などで立位不能	OC と uNTX が上昇 （ベッドレスト期間と逆相関）
4)	脳卒中女性患者 40 人 （平均年齢 81.4±8.2 歳） 閉経後女性 40 人 （平均年齢 79.8±7.7 歳）	脳卒中発症後 6 カ月経過した女性	スクレロスチン，BAP，sCTX 上昇
5)	男性 18 人 （平均年齢 29.1±6.18 歳） 女性 2 人 （平均年齢 21.0±2.82 歳） 対照年齢一致男性	外傷性脊髄損傷発症 1 カ月以内	OC，sCTX 上昇
6)	2 ～ 13 歳までの小児	整形外科疾患治療後 2 週間以上のベッドレスト	尿中カルシウム／クロムは 1 週間以内に上昇し 2 週間まで増加が継続 ALP と BAP は低下 uNTX は不変
7)	施設入所高齢者 1,064 人 （65～101歳，平均 86.0 歳）	69％が歩行補助具を使用，移動能力障害	移動能力と立位バランスが不良なものは sCTX 高値，P1NP 高値
8)	124 人 （25 論文のメタアナリシス）	宇宙飛行士，微小重力環境	骨吸収マーカー（uCTX，DPD，uNTX）：宇宙滞在 11 日で最大値の半分まで上昇，飛行前の値を113％上回ってプラトーに到達。帰還後は，飛行前の値まで低下。 骨形成マーカー（P1NP，BAP，OC）：宇宙滞在 30 日までは不変，その後，月に 7％ ずつ上昇。帰還後は，月に 84％ 直線的に増加。
9)	高齢者 16 人 （平均年齢 60±2 歳） 若年者 8 人 （平均年齢 23±3 歳）	14 日間のベッドレスト	uNTX：若年者上昇，高齢者上昇 P1NP：若年者上昇，高齢者微増 BAP：若年者不変，高齢者不変

（著者作成）

収マーカーの上昇である。

　骨形成マーカーは脳疾患 [3][4]，脊髄損傷 [5]，移動能力が障害された高齢者 [7]，宇宙の微小重力環境 [8] では上昇した。一方，骨形成マーカーは年齢と病態によって不動や廃用による変動に相違が生じることが興味深い。

　整形外科術後の安静臥床の小児では，ALP と BAP は低下した[6]。高齢者と若年者が 14 日間のベッドレストを行った研究では，両群ともに BAP は不変であった。しかし，若年者の P1NP は上昇したが，高齢者では微増となった。P1NP の変動因子には年齢が関わることが示された[9]。

　前述の理由から著者は，不動や廃用により骨萎縮や骨粗鬆症の発生を監視するためには，骨吸収マーカーの測定を第一義に推奨する。一方，不動や廃用における骨形成マーカーの変動には，年齢や病態が影響を及ぼすことを認識して，その測定と結果の解釈を行うことを勧める。

●文献

1) Takata S, Yasui N：Disuse osteoporosis. J Med Invest 48：147-156, 2001
2) Rolvien T, Amling M：Disuse osteoporosis：Clinical and Mechanistic Insights. Calcif Tissue Int 110：592-604, 2022
3) Eimori K, Endo N, Uchiyama S, et al：Disrupted bone metabolism in long-term bedridden patients. PLos One 11：e0156991, 2016
4) Gaudio A, Pennisi P, Bratengeier C, et al：Increased sclerostin serum levels associated with bone formation and resorption markers in patients with immobilization-induced bone loss. J Clin Endocrinol Metab 95：2248-2253, 2010
5) Thakkar P, Prakash NB, Tharion G, et al：Evaluating Bone Loss with Bone Turnover Markers Following Acute Spinal Cord Injury. Asian Spine J 14：97-105, 2020
6) Otakeyama-Kakimoto H, Ogiwara Y, Ota N, et al：Rapid hypercalciuria induction with bone formation marker reduction during immobilization in children. Endocr Pract 27：998-1003, 2021
7) Chen JS, Cameron ID, Cumming RG, et al：Effect of Age-Related Chronic Immobility on Markers of Bone Turnover. J Bone Miner Res 21：324-331, 2006
8) Stavnichuk M, Mikolajewicz N, Corlett T, et al：A systematic review and meta-analysis of bone loss in space trabelers. NPJ Microgravity 6：13, 2020
9) Buehlmeier J, Frings-Meuthen P, Mohorko N, et al：Markers of bone metabolism during 14 days of bed rest in young and older men. J Musculoskelet Neuronal Interact 17：399-408, 2017

（髙田信二郎／元木由美）

Chap

6

Q25

Q26 骨パジェット病では，どのように骨代謝マーカーを使えばよいですか？

> **A26** 骨パジェット（Paget）病の診断，治療経過観察のいずれの目的にも，経済的観点も含め，ALP が推奨される。過去に BAP の有用性について報告されていたが，近年治療効果の判定には P1NP が BAP よりも有用であることが示された。

● **キーワード** 骨パジェット病，リセドロネート，ALP，BAP，P1NP

解説

　骨パジェット病（paget disease of bone：PDB）は，局所的な骨リモデリング異常により生じる代謝性骨疾患で，破骨細胞活性亢進による骨吸収亢進と，それに引き続き起こる骨形成亢進を特徴とする。英国をはじめとする欧州，米国では罹患頻度が高く，代謝性骨疾患の中では骨粗鬆症に次いで多い。一方わが国では，全年齢での人口比で 100 万人に 2.8 人の有病率であり[1]，欧米と比べ頻度が低い。わが国では，骨パジェット病由来の症状を自覚する患者の比率は約 75％で，その主たる症状は，罹患部位の疼痛，骨変形，骨折である[1]。疼痛は，症状の頻度としては最も多く，腰痛，股関節痛，臀部痛，膝痛などの部位が挙げられる。骨変形は，頭蓋骨，顎骨，鎖骨などの腫脹や，大腿骨などの弯曲がみられる。骨折も約 10％の患者に認められ，大腿骨での頻度が高い。側頭骨が罹患すると難聴を来すことがあり，わが国では有症者の 6％に認められる[1]。また，骨肉腫などの悪性腫瘍の合併が挙げられ，わが国では 1.8％に骨肉腫の合併が報告されている[1]。

　人種，発症地域に集積性があるために，ウイルス感染によるという説がある。一方，遺伝性の骨パジェット病も数多く報告されており，*SQSTM1* 遺伝子など複数の原因遺伝子が同定されている[2]。その病態は，破骨細胞が異常に活性化し，その数とサイズが増大する。これらの破骨細胞は骨吸収を異常亢進させるが，その結果無秩序に骨芽細胞が動員される。その際に形成された骨組織は未熟な線維性骨（woven bone）を含み，セメントライ

ンが乱れ，石灰化が未熟である類骨で形成される。そのため，骨変形や骨折を来しやすい。

　診断には，日本骨粗鬆症学会の骨パジェット病の診断と治療ガイドライン委員会から出されている『骨 Paget 病診断のためのフローチャート』[3]を用いる。アルカリホスファターゼ（ALP）高値や骨代謝マーカーの上昇を認めた場合には，骨シンチグラフィーを行う。骨シンチグラフィーで異常集積を認めた場合には，その部位の単純 X 線撮影を行い，骨パジェット病様の変化を確認する。先に単純 X 線像で骨パジェット病様の変化を認めた場合には，ALP を測定し，さらに骨シンチグラフィーで確定診断を行う。また，悪性骨腫瘍との鑑別が困難なときなどには，骨生検が行われる。

　骨パジェット病の病態は局所での骨代謝亢進であるので，骨代謝マーカーは骨パジェット病の病勢を反映する有用なマーカーである。骨パジェット病の診断および治療経過観察には，欧米のガイドラインにおいてALP が推奨されている[4]。未治療の骨パジェット病患者においては，ALP と骨シンチ集積度が相関し，ALP 測定が病変の広がりや活動性を評価するのに適している[5]。わが国においては，骨パジェット病患者の89.6％においてALP が正常上限値を上回る[1]。骨パジェット病においては，骨型アルカリホスファターゼ（BAP）と ALP とは非常によく似た動向を示す。BAP は ALP よりも病勢の把握において感度が良いとの報告[6]がある一方，有用性は劣らず大きなメリットはないという報告[7][8]もある。種々の骨代謝マーカーと比較して安価であるということも，欧米のガイドライン[4]において ALP が推奨されている理由である。また，本ガイドラインにおいては，治療において ALP の正常化を目指すことが勧められている。

　骨代謝マーカーと骨シンチグラフィーによる病勢を比較したシステマティックレビューにおいて，診断時には I 型プロコラーゲン-N-プロペプチド（P1NP），BAP，尿中 I 型コラーゲン架橋 N-テロペプチド（uNTX）のいずれもが骨シンチグラフィーと良好に相関していたが，ビスホスホネート薬治療後には BAP のみ相関が低下した[9]。骨吸収マーカーである酒石酸抵抗性酸ホスファターゼ-5b（TRACP-5b）が BAP との相関が良好であるとの報告もあるが，P1NP のほうがよく相関した[10]。

　現在わが国で保険適用である治療法で最も有効と考えられる治療法は，リセドロネート 17.5 mg 錠の 8 週間連日投与法である[11]。骨粗鬆症に対し

ては，リセドロネート 17.5 mg 錠の週 1 回投与が適応とされているが，その 7 倍量をパルス的に投与する治療法である。従来治療で抵抗性の骨パジェット病症例に対して，本治療法を導入したところ，55％に有効性が認められた[12]。有効例においては，ALP は投与開始 2 カ月後より，試験終了の 12 カ月後まで，前値と比較して有意に低下した。一方，P1NP は投与開始 1 カ月後から，BAP は投与開始 6 カ月後から有意に抑制された。本検討においても，骨パジェット病の治療効果判定においては，ALP やBAP よりも P1NP が有用と考えられる。P1NP には保険診療上，測定回数に制限があるため，ALP と組み合わせて使用することが求められる。

●文献

1) Hashimoto J, Ohno I, Nakatsuka K, et al：Prevalence and clinical features of Paget's disease of bone in Japan. J Bone Miner Metab 24：186-190, 2006
2) Alonso N, Calero-Paniagua I, Del Pino-Montes J：Clinical and Genetic Advances in Paget's Disease of Bone: a Review. Clin Rev Bone Miner Metab 15：37-48, 2017
3) Takata S, Hashimoto J, Nakatsuka K, et al：Guidelines for diagnosis and management of Paget's disease of bone in Japan. J Bone Miner Metab 24：359-367, 2006
4) Ralston SH, Corral-Gudino L, Cooper C, et al：Diagnosis and Management of Paget's Disease of Bone in Adults: A Clinical Guideline. J Bone Miner Res 34：579-604, 2019
5) Meunier PJ, Salson C, Mathieu L, et al：Skeletal distribution and biochemical parameters of Paget's disease. Clin Orthop Relat Res 217：37-44, 1987
6) Alvarez L, Guanabens N, Peris P, et al：Discriminative value of biochemical markers of bone turnover in assessing the activity of Paget's disease. J Bone Miner Res 10：458-465, 1995
7) Woitge HW, Oberwittler H, Heichel S, et al：Short- and long-term effects of ibandronate treatment on bone turnover in Paget disease of bone. Clin Chem 46：684-690, 2000
8) Reid IR, Davidson JS, Wattie D, et al：Comparative responses of bone turnover markers to bisphosphonate therapy in Paget's disease of bone. Bone 35：224-230, 2004
9) Al Nofal AA, Altayar O, BenKhadra K, et al：Bone turnover markers in Paget's disease of the bone: A Systematic review and meta-analysis. Osteoporos Int 26：1875-1891, 2015
10) Guanabens N, Filella X, Florez H, et al：Tartrate-resistant acid phosphatase 5b, but not periostin, is useful for assessing Paget's disease of bone. Bone 124：132-136, 2019
11) Yoh K, Takata S, Yoshimura N, et al：Efficacy, tolerability, and safety of risedronate in Japanese patients with Paget's disease of bone. J Bone Miner Metab 28：468-476, 2010
12) Ohara M, Imanishi Y, Nagata Y, et al：Clinical efficacy of oral risedronate therapy in Japanese patients with Paget's disease of bone. J Bone Miner Metab 33：584-590, 2015

(今西康雄)

Q27 低ホスファターゼ症では，
どのように骨代謝マーカーを使えばよいですか？

A27 低ホスファターゼ症(HPP)は，組織非特異型アルカリホスファターゼ(ALP)の欠損により引き起こされる疾患である。組織非特異型ALPをコードする *ALPL* 遺伝子異常により，ALPの酵素活性が低下することにより発症する。血清ALPは，骨形成マーカーとして使用されているが，HPPでは，酵素異常の証明のための測定である。その判定には，測定法がIFCC法へ変更となったことと，血清ALPの基準値が，年齢，性によって大きく異なることに注意する。成人男女の血清ALPの基準値は，38〜113 U/Lである。

● **キーワード** アルカリホスファターゼ，BAP，酵素補充療法，低石灰化，乳歯早期脱落

解説

　低ホスファターゼ症(hypophosphatasia：HPP)は，組織非特異型アルカリホスファターゼ(ALP)の欠損により引き起こされる疾患である。周産期型HPPは，10万人の出生に1人程度の頻度でみられる稀な疾患である[1]。日本で最も頻度の高い変異である c.1559delT 変異は一般人口の480分の1の頻度でみられる[2]。通常，常染色体劣性遺伝性であるが，稀に常染色体優性遺伝性もある[1][3]。組織非特異型ALPをコードする *ALPL* 遺伝子異常により，ALPの酵素活性が低下することにより発症する。今までに400以上の変異が報告され，登録されている[4]。骨X線検査で骨の低石灰化，くる病様変化がみられ，血液検査で血清ALP値が低下するのが特徴である[1]。本症の診療ガイドラインが発表されたので，日常診療に活かすことが望まれる[5]。

　血清ALPは骨形成マーカーとして使用されている(ALPは，胆道系酵素としても臨床的に測定されている)。本症では，ALPをコードする遺伝子 *ALPL* に異常があり，血清ALPの値が低下する。その判定には2点注意を払う必要がある。1つ目は，2020年4月より血清ALPの測定方法が日本臨床化学会(JSCC)法から国際臨床化学連合(IFCC)法へ順次変更

Chap **6** Q27

となったことである[6]。JSCC によると概算的用途において JSCC 法測定値（ALP-JC）から IFCC 法測定値（ALP-IF）への換算係数は 0.35 倍と提示されており，実際そのように換算するとよい。

2 つ目は，血清 ALP の基準値は年齢，性によって大きく異なることである。成人の血清 ALP の基準値は，多くの施設で示されていると思われる（成人男女では 38 〜 113 U/L）。小児期には血清 ALP は高値をとるが，その基準値は単純には示されていないことが多い。HPP 患者では，血清 ALP は基準値下限の半分程度以下となることが通常である。ALP アイソザイム活性が低下し，また，骨型 ALP（BAP）も低値となる。

HPP では血清 ALP 値が低下するので，ALP の基質であるホスホエタノラミン（phosphoethanolamine），ピロリン酸（inorganic pyrophosphate），ピリドキサール 5'-リン酸（pyridoxal 5'-phosphate）の上昇がみられる。血中ピリドキサールリン酸，ピロリン酸の測定は困難であり，まだ，一般検査としては活用されていない。

血清カルシウム値は，重症の HPP では高値をとることがある。ビタミン D 欠乏性くる病と鑑別を要する場合があり，血清の 25-ヒドロキシビタミン D［25-hydroxyvitamin D：25（OH）D］が測定されることもある。

ALP は血清を用い，他の生化学的検査と同時測定が可能である。ホスホエタノラミンは尿を用い，尿中アミノ酸という項目の中で測定されている。

基質としては 4-ニトロフェニルリン酸を用い，緩衝液としては 2-エチルアミノエタノールを用いていた[7]。IFCC に対応するため，緩衝液が 2-アミノ-2-メチル-1-プロパノールに変更になっている[8]。

HPP の診断基準によると血清 ALP 値の低下は，HPP と診断するために必須である[5]。HPP は治療可能疾患となったので，確実に診断する必要がある[9][10]。この血清 ALP 値の測定は，骨代謝マーカーとしての測定というより，酵素異常の証明のためである。骨代謝マーカーの測定は，HPP ではそれほどされない。骨塩量は骨の低石灰化を反映して低値となることが多い。

血清 ALP は一般臨床検査として測定可能である。通常測定は難しいが，ビタミン B_6 代謝への影響をみる場合は遮光が必要である。

●文献

1) Whyte MP：Hypophosphatasia, An overview for 2017. Bone 102：15-25, 2017
2) Watanabe A, Karasugi T, Sawai H, et al：Prevalence of c.1559delT in ALPL, a common mutation resulting in the perinata(l lethal) form of hypophosphatasia in Japanese and effects of the mutation on heterozygous carriers. J Hum Genet 56：166-168, 2011
3) Michigami T, Tachikawa K, Yamazaki M, et al：Hypophosphatasia in Japan: Two common mutations in the ALPL mutation analysis in 98 unrelated patients. Calcif Tissue Int 106：221-231, 2020
4) ALPL GENE VARIANT DATABASE. https://alplmutationdatabase.jku.at〔2022 年 3 月閲覧〕
5) 低ホスファターゼ症診療ガイドライン. http://jspe.umin.jp/medical/files/guide20190111.pdf〔2022 年 3 月閲覧〕
6) ALP・LD 測定法変更について―医療従事者向け―. http://jscc-jp.gr.jp/file/2019/alpld2.pdf〔2022 年 3 月閲覧〕
7) ヒト血清中酵素活性測定の勧告法―アルカリホスファターゼ―. http://jscc-jp.gr.jp/file/kaishi/kankoku/2012/kan01_81.pdf〔2022 年 3 月閲覧〕
8) ALP・LD 測定法変更に関わる Q and A. 日本臨床化学会酵素・試薬専門委員会 ALP プロジェクト・LD プロジェクト. https://jscc-jp.gr.jp/file/2019/alpld4_ver2.pdf〔2022 年 3 月閲覧〕
9) Whyte MP, Greenberg CR, Salman NJ, et al：Enzyme-replacement therapy in life-threatening hypophosphatasia. N Engl J Med 366：904-913, 2012
10) Kitaoka T, Tajima T, Nagasaki K, et al：Safety and efficacy of treatment with asfotase alfa in patients with hypophosphatasia, Results from a Japanese clinical trial. Clin Endocrinol (Oxf) 87：10-19, 2017

（大薗恵一）

Chap
6
Q27

Q28 悪性腫瘍の骨転移では，どのように骨代謝マーカーを使えばよいですか？

A28 骨転移治療の最大の目標は，骨関連事象をできる限りコントロールし，良好な QOL を維持することである。良好な成績を得るためには，骨転移の早期発見・適切な治療介入は不可欠であり，骨代謝マーカーの有用性も報告されている。

● キーワード 悪性腫瘍，骨転移，骨関連事象，骨修飾薬治療

解説

モニタリング

骨転移を来しやすい悪性腫瘍として，乳がん・前立腺がん・肺がん・甲状腺がん・腎細胞がんなどがある。しかし近年は，治療法の進歩による患者生存期間の延長を背景に，すべてのがん腫で骨転移に遭遇する可能性があることを念頭に置いて診療にあたるべきである。骨転移の診断は主に画像診断・病理診断を用いて行われるが，初期の場合には無症状の場合も多い。生化学検査も補助的な役割を担っており，血清カルシウム値や骨代謝マーカーが異常高値を示す際は骨転移が存在する可能性を考え，診療にあたることが大切である。

骨転移の多くは血行性に生じる場合が多いと考えられている。骨に到達した腫瘍細胞は，破骨細胞の活性化因子を放出し，骨を破壊する。近年の報告によって，がん細胞と骨微小環境，特に破骨細胞・骨芽細胞との相互作用により悪循環を生じることが解明されてきた[1)2)]。

骨代謝マーカーの骨転移診療における有用性は大きく分けて，①骨転移診断の補助的役割，②生命予後や骨関連事象(skeletal related events)の予測，③骨転移治療(骨修飾薬：ビスホスホネート薬・抗 RANKL モノクローナル抗体)の効果判定の 3 つである。診断における骨代謝マーカーの役割はあくまで補助的であるが，図 1 に示すような機序から，多くの骨転移患者で骨吸収マーカーと骨形成マーカーが上昇することが示されている。さらに，乳がん患者においては，骨転移が進行すると，骨代謝マーカーが

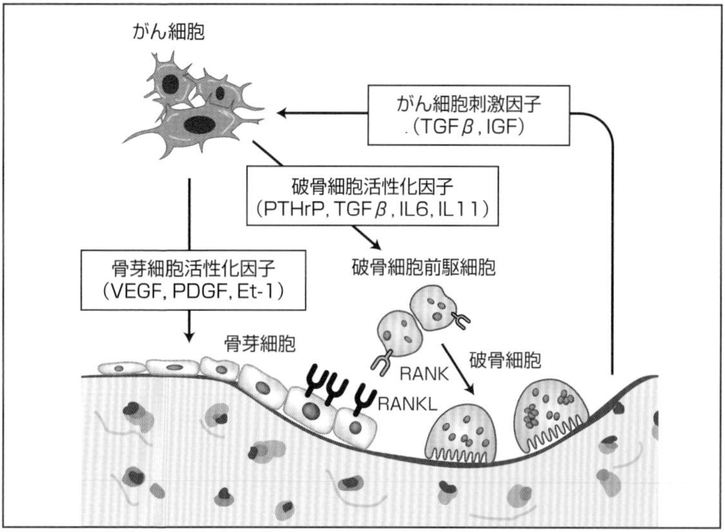

図1　骨転移におけるがん細胞増殖と骨破壊の悪循環の機序

骨に転移したがん細胞は骨芽細胞活性化因子を産生し，骨芽細胞のRANKL発現が増加し，破骨細胞前駆細胞のRANKと結合することにより破骨細胞数が増える。また，がん細胞からは破骨細胞活性化因子も放出されるため，さらに破骨細胞は活性化される。破骨細胞により溶かされた骨からはがん細胞刺激因子が放出され，がん細胞は増殖する。このような「悪循環」が骨転移巣に生じていると考えられている。

VEGF：vascular endothelial growth factor（血管内皮細胞増殖因子），PDGF：platelet-derived growth factor（血小板由来増殖因子），Et-1：endothelin（エンドセリン-1），PTHrP：parathyroid hormone-related protein（副甲状腺ホルモン関連蛋白質），TGF β：transforming growth factor β（トランスフォーミング増殖因子 β），IL6：Interleukin6（インターロイキン6），IL11：Interleukin11（インターロイキン11），IGF：Insulin-like growth factor（インスリン様増殖因子）

（文献1，2より著者作成）

より上昇することが報告されているほか[3]，生命予後や骨折などの骨関連事象についても骨代謝マーカー高値群〔骨型アルカリホスファターゼ（BAP），I型プロコラーゲン-N-プロペプチド（P1NP），I型コラーゲン架橋C-テロペプチド（CTX），I型コラーゲン架橋N-テロペプチド（NTX），酒石酸抵抗性酸ホスファターゼ-5b（TRACP-5b）など〕で成績が悪いこと

がさまざまながん腫で知られている[2)4)5)]。明確なカットオフ値はさらなる検討の余地があるが，骨代謝マーカーが異常高値を示す症例は注意が必要であり，診断・予後予測の補助的役割として活用が期待される。

　骨修飾薬治療のモニタリングにおいても，骨代謝マーカーの有用性が報告されている。ビスホスホネート薬(ゾレドロン酸)における前立腺がん・肺がんなどに対する検討では，尿中Ⅰ型コラーゲン架橋N-テロペプチド(uNTX)やBAPが治療中に高値を示す場合，転帰が不良であることが報告されている[6)]。また，さまざまながん腫における国際臨床試験の後ろ向きの解析では，uNTX値がベースラインから高値の症例は，臨床的な転帰が不良であることが報告された[7)]。その他の骨代謝マーカーにおける検討においても同様に，ベースライン値や経過中の数値変動が転帰に関与するという報告が散見される[8)-11)]。さらに近年の検討では，ベースラインの骨代謝マーカー高値が骨修飾薬治療後に発生する低カルシウム血症の合併症予測として有用な指標であることが報告された[12)]。このようにさまざまな有用性が報告されている一方，これらのエビデンスレベルは十分とは言えず，日本臨床腫瘍学会や米国臨床腫瘍学会が発行しているガイドラインでは，骨修飾薬治療時の骨代謝マーカーの積極的な使用は推奨されていない[13)14)]。しかし，上記に示すように骨代謝マーカーが活用されうる可能性は示されている。簡便に測定できる骨代謝マーカーは画像診断より鋭敏にかつ迅速に動的な骨代謝の変化を捉えることができる。骨転移診療におけるさらなるエビデンス構築が望まれる。

●文献

1) Chiechi A, Guise TA：Pathobiology of Osteolytic and Osteoblastic Bone Metastases. In: Randall R.(eds) Metastatic Bone Disease. Springer. New York, 15-35, 2016

2) Seibel MJ：Clinical use of markers of bone turnover in metastatic bone disease. Nat Clin Pract Oncol 2：504-517, 2005

3) Koizumi M, Takahashi S, Ogata E：Comparison of serum bone resorption markers in the diagnosis of skeletal metastasis. Anticancer Res 23：4095-4099, 2003

4) Jung K, Lein M, Stephan C, et al：Comparison of 10 serum bone turnover markers in prostate carcinoma patients with bone metastatic spread: diagnostic and prognostic implications. Int J Cancer 111：783-791, 2004

5) Luliami M, Simonetti S , Ribelli G, et al：Current and Emerging Biomarkers Predicting Bone Metastasis Development. Front Oncol 10：789, 2020

6) Brown JE, Cook RJ, Major P, et al：Bone turnover markers as predictors of skeletal complications in prostate cancer, lung cancer, and other solid tumors. J Natl Cancer Inst 97：59-69, 2005

7) Coleman RE, Major P, Lipton A, et al：Predictive value of bone resorption and formation markers in cancer patients with bone metastases receiving the bisphosphonate zoledronic acid. J Clin Oncol 23：4925-4935, 2005

8) Lein M, Miller K, Wirth M, et al：Bone turnover markers as predictive tools for skeletal complications in men with metastatic prostate cancer treated with zoledronic acid. Prostate 69：624-632, 2009

9) Martinetti A, Ripamonti C, Miceli R, et al：Short-term effects of pamidronate on bone turnover:can bone markers be considered predictive of the analgesic response? Oncol Rep 17：1533-1540, 2007

10) Lein M, Wirth M, Miller K, et al：Serial markers of bone turnover in men with metastatic prostate cancer treated with zoledronic Acid for detection of bone metastases progression. Eur Urol 52：1381-1387, 2007

11) Pactasides D, Nikolaou M, Farmakis D, et al：Clinical value of bone remodelling markers in patients with bone metastases treated with zoledronic acid. Anticancer Res 25：1457-1463, 2005

12) Body JJ, Bone HG, de Boer RH, et al：Hypocalcaemia in patients with metastatic bone disease treated with denosumab. Eur J Cancer 51：1812-1821, 2015

13) 日本臨床腫瘍学会（編）：骨転移診療ガイドライン 2015 年版. 南江堂, 東京, 2015

14) Van Poznak CH, Temin S, Yee GC, et al：American Society of Clinical Oncology executive summary of the clinical practice guideline update on the role of bone-modifying agents in metastatic breast cancer. J Clin Oncol 29：1221-1227, 2011

（石川紘司）

Chap

6

Q28

続発性骨粗鬆症と各代謝性骨疾患での骨代謝マーカー

　続発性骨粗鬆症は，内分泌疾患はじめ，多くの疾患・身体的状況，さらに骨粗鬆症を来しうる薬剤の投与において発症し得る。遺伝的素因，閉経，加齢，生活習慣などの因子以外に，骨脆弱性を惹起する特定の原因が認められる状態を，続発性骨粗鬆症と定義されている[1]。続発性骨粗鬆症の原因としては，内分泌性，栄養性，薬物性，不動性，先天性，生活習慣病，その他がある。さらに，くる病・骨軟化症，多発性骨髄腫，悪性腫瘍骨転移，骨パジェット（Paget）病，線維性骨異形成，強直性脊椎炎といった骨粗鬆症類縁疾患においても，脆弱性骨折のリスクが高まるため，注意が必要である。

　続発性骨粗鬆症の発見には，問診が重要である。特に見逃してはならないのが，薬剤性骨粗鬆症である。原疾患や既往歴の聴取を十分に行うとともに，薬剤歴についても確認することが重要である。たとえ現在ステロイド内服がなくとも，過去のステロイド使用歴も聴取する必要がある。また，乳がんや前立腺がんの既往についての聴取も重要である。これらのがん腫においては，ホルモン療法（内分泌療法）が行われていることが多く，がん治療関連骨減少症を来している可能性がある。これらの薬剤性骨粗鬆症であるステロイド性骨粗鬆症[2]とがん治療関連骨減少症[3]については，それぞれ骨粗鬆症治療開始基準が示されているので，必要に応じて遅滞なく治療を開始することが求められる。2型糖尿病，慢性腎臓病（chronic kidney disease：CKD），慢性閉塞性肺疾患（chronic obstructive pulmonary disease：COPD）などの生活習慣病についても，骨折リスクの上昇が示されている[4]。特に高齢の生活習慣病患者においては，定期的な骨密度測定が望まれる。

　急激な体重の増減により，バセドウ病やクッシング症候群が発見されることもある。これらの疾患においては，原疾患の治療が優先されるが，骨折リスクも増大しているため，骨密度測定を行い必要に応じて骨粗鬆症治療を導入する必要がある。

　アルカリホスファターゼ（ALP）は，健康診断などのスクリーニング検査に含まれていることが多い。ALP高値ではまずは肝胆道系疾患を疑うが，その際にはALP分画もチェックしたい。ALP第3分画が優位であれば骨由来である。骨型アルカリホスファターゼ（BAP）の測定も有用で，ALP上昇が骨由来であるか否かを確認できる。ALPの上昇で，見落としてはいけない疾患としては転移性骨腫瘍と原発性悪性骨腫瘍がある。このような疾患を

疑う場合には，積極的に骨シンチグラフィーを行うことが勧められる。また，スクリーニング検査にはカルシウムが含まれていることは多いが，リンが含まれていないことが多い。ALP が高値であれば，カルシウム，リンも是非測定したい。血清カルシウム高値，リン低値では原発性副甲状腺機能亢進症を，血清カルシウム正常で低リン血症を来す際には骨軟化症を鑑別に挙げ精査することも必要である。くる病や骨軟化症，そして骨パジェット病においては，骨シンチグラフィー検査で特徴的な所見を認め，診断の一助となることも多い。ALP 高値の際には，骨腫瘍の鑑別も含め代謝性骨疾患の鑑別に，骨シンチグラフィーが威力を発揮する。本書他項を参照いただきたい。

●文献

1) 骨粗鬆症の予防と治療ガイドライン作成委員会（委員長：折茂肇）：骨粗鬆症の予防と治療ガイドライン 2015 年版．ライフサイエンス出版，東京，2015
2) 日本骨代謝学会（編）：ステロイド性骨粗鬆症の管理と治療ガイドライン（2014 年版）．大阪大学出版会，大阪，2014
3) 日本骨代謝学会（編）：癌治療関連骨減少症（CTIBL）診療マニュアル．国際医学出版，東京，2020．
4) 日本骨粗鬆症学会，生活習慣病における骨折リスク評価委員会（委員長：杉本利嗣）：生活習慣病骨折リスクに関する診療ガイド 2019 年版．ライフサイエンス出版，東京，2019

（今西康雄）

NOTE

Chapter 7

栄養およびスポーツと骨代謝マーカー

Q29　栄養と骨代謝マーカーの関連について教えてください

A29　骨代謝マーカーは骨形成や骨吸収の状況を反映するマーカーであり，骨の健康に関わる栄養素の影響を受けると考えられる。したがって，正確な骨代謝マーカーの動態を観察するためには，カルシウムやビタミンKの摂取状況や，ビタミンDの栄養状態を検討する必要がある。

● キーワード　栄養，食事，カルシウム，ビタミンD

解説

はじめに

　現在，さまざまな骨代謝マーカーおよびその関連物質の測定が行われてきている。その詳細については Chapter 1 で紹介されているが，本稿ではこれらの骨代謝マーカーと栄養，食事の関係について考えてみたい。最近は食品の機能性評価の指標として骨代謝マーカーが用いられるケースも多くなっており，骨代謝マーカーと栄養，食事の関係もこれまで以上に注目されてきている。

　骨代謝マーカーは骨形成や骨吸収の状況を反映するマーカーであり，骨の健康に関わる栄養素の影響を受けると考えられる。骨の健康に関わる代表的な栄養素はカルシウム，ビタミンD，ビタミンKであり，これらの栄養状態と骨代謝マーカーの関係を紹介する。また，ナトリウムはカルシウム代謝に影響することから，間接的に骨代謝マーカーに影響する可能性が考えられる。大豆イソフラボンは，その構造がエストロゲンに似ていることから更年期女性の骨代謝に影響する可能性がある。

　その他，骨マトリックス関連マーカーに分類される，低カルボキシル化オステオカルシン（ucOC），ペントシジン，さらにホモシステインと栄養の関係についても紹介する。

食事の影響

　骨代謝マーカーの測定時にはいくつかの注意事項が示されている。その

中の 1 つが検体採取はいつ行うべきかということがある。最も注意が必要なのが血清 I 型コラーゲン架橋 C-テロペプチド（sCTX）であり、食事の影響を大きく受けることが知られている。sCTX の日内変動を検討した報告によれば、一晩の絶食は測定値の日内変動を 36％から 8.7％に低下させることが示されている [1]。そのため sCTX 測定のためには早朝空腹時の採血が原則となる。骨型アルカリホスファターゼ（BAP）や I 型プロコラーゲン-N-プロペプチド（P1NP）、血清 I 型コラーゲン架橋 N-テロペプチド（sNTX）、酒石酸抵抗性酸ホスファターゼ-5b（TRACP-5b）、ucOC は食事の影響は受けないとされている [2]。

①カルシウム

　カルシウム摂取が骨の健康に有用なことは周知である。Fardellone らの比較的初期の研究では、1 日 1,200 mg のカルシウム補充（炭酸カルシウムとして摂取）により、2 カ月後には BAP の有意な減少、1 カ月、2 カ月後には尿中ハイドロキシプロリン（hydroxyproline）、ピリジノリン（PYD）、デオキシピリジノリン（DPD）の有意な減少が観察されている [3]。

　カルシウムを供給する食品の影響をみた、Ferrar らのカルシウム強化アイスクリーム摂取による骨代謝マーカーへの効果の検討では、80 人の女性、20 ～ 39 歳、カルシウム摂取量 750 mg/ 日未満を無作為に分け、毎日 96 mg、244 mg、459 mg または 676 mg のカルシウムを含むアイスクリームを 28 日間摂取させて、尿中 I 型コラーゲン架橋 N- テロペプチド（uNTX）/Cr、sCTX、P1NP、1,25- ジヒドロキシビタミン D〔1,25-dihydroxyvitamin D：1,25(OH)$_2$D〕および副甲状腺ホルモン（parathyroid hormone：PTH）を測定している。その結果、uNTX/Cr、CTX、PTH および 1,25(OH)$_2$D で有意な減少が観察され、P1NP が増加、CTX には有意な用量依存効果があった [4]。

　他にもカルシウム摂取と骨代謝マーカーを検討した報告は多く、骨代謝マーカーを測定する際には、カルシウム摂取状況、特にサプリメントなどでカルシウムを補充していないかを確認しておく必要がある。習慣的なカルシウム摂取量の推定には、牛乳・乳製品の摂取状況、小魚や大豆、緑の葉物野菜の摂取量などを確認しておくとともに、サプリメントやカルシウム強化食品の利用状況も確認しておくとよい。また、習慣的なカルシウム摂取状況を推定できる、カルシウム自己チェック表を使用するとよい [5]。

②ビタミンD

　ビタミンDは腸管からのカルシウム吸収を促進し，さらに骨のリモデリングに関わっていることから，骨代謝マーカーにも影響を与える。特に活性型ビタミンD₃薬である，エルデカルシトール服用時には，uNTX が大きく減少することが報告されている[6]。したがって，<u>ビタミンD栄養状態や活性型ビタミンD₃薬の服用状況なども確認しておく</u>必要がある。

　Bonjour らによる一連の乳製品摂取と骨代謝マーカーの関係を検討した報告によれば，ビタミンDとカルシウムを強化したヨーグルト（カルシウム：800 mg/ 日，ビタミンD：10 μg/日）の摂取は，血清 PTH と骨吸収のマーカー TRACP-5b，CTX を減少させることが報告されている[7][8]。どちらの報告でも血清 25 (OH) D は有意に増加している。同様にビタミンDとカルシウムを強化したチーズ（カルシウム：302 ～ 400 mg/日，ビタミンD：2.5 μg/日）の摂取は，血清 PTH と骨吸収のマーカー TRACP-5b，CTX を減少させることが報告されている[9][10]。またチーズの場合には蛋白質摂取量が増加することから，オステオカルシン（OC）や P1NP の増加も観察されている（表1）。

　なお，カルシウムやビタミンDの摂取に関しては，食事（栄養素）としてのカルシウム，ビタミンD摂取と，サプリメントしての補充，さらには薬物治療としてのビタミンDの服用など，さまざまなケースが考えら

表1 乳製品摂取と骨代謝マーカーの関係

文献	対象者	食品	ビタミンD (μg/day)	カルシウム (mg/day)	摂取期間	結果
7)	施設入所高齢女性平均年齢85.5 歳，56 人	ヨーグルト	10	800	56 日	PTH,TRACP-5b,CTX 減少
8)	65 歳以上の女性，平均年齢73.4 歳，48 人	ヨーグルト	10	800	84 日	PTH,TRACP-5b 減少
9)	閉経後女性平均年齢 56.6 歳，71 人	チーズ	2.5	302	6 週間	TRACP-5b 減少
10)	施設入所高齢女性平均年齢84.8 歳，37 人	チーズ	2.5	400	1 カ月	PTH,CTX,TRACP-5b 減少OC,P1NP 増加

（著者作成）

れるので，状況を分けて検討することが必要である。

③ナトリウム

　ナトリウムの過剰摂取は，尿中カルシウム排泄量を増加させることが知られている。したがって骨代謝マーカーにも影響を与える可能性が考えられる。動物実験では食塩負荷により尿中ハイドロキシプロリンの排泄量が増加するという報告もあるが，ヒトでの検証は少ない。

④イソフラボン

　大豆に含まれるイソフラボンは，その分子構造が女性ホルモン（エストロゲン）と類似していることから，特に更年期女性の骨の健康効果が期待されている。イソフラボン摂取と骨代謝マーカーの関係を検討した Taku らの系統的レビューとメタアナリシスでは，10 週間～12 カ月にわたる大豆イソフラボンの摂取は，DPD を 14.1 ％減少させたが，BAP，OC には有意な影響を与えなかった[11]。さらに最近発表された Kanadys らの系統的レビューとメタアナリシスでは，骨代謝マーカーに統計的に有意な変化はみられていないが，骨形成マーカーには有益な効果をもつかもしれないとしている[12]。

骨マトリックス関連マーカー

① ucOC

　納豆の材料は大豆であり，良質の蛋白質源となり，カルシウムの供給にも寄与している。納豆は納豆菌による発酵食品であり，納豆菌はビタミン K を供給する。ゆで大豆 100 g 中のビタミン K はわずか 18 μg であるが，納豆になると 600 μg（糸引き納豆 100 g）と増加する。したがって納豆はビタミン K の重要な供給源となる食品である。ビタミン K は OC の Gla 化に寄与しており，ビタミン K 摂取量が多いと ucOC の濃度は減少する[13][14]。ビタミン K の摂取状況については簡便なチェック表が報告されている[15]。

②ペントシジン

　ペントシジンは，血中の終末糖化産物（advanced glycation end-products：AGEs）の 1 つであり，尿中ペントシジンは，骨密度や腎機能，既存骨折や

年齢などとは独立した骨折危険因子であることが報告されている[15]。ペントシジンは酸化ストレス，高血糖，アルコール過剰摂取などの影響を受ける。したがって，これらに関係する栄養，食事の要因が関わることになる。

③ホモシステイン

ホモシステインはメチオニンの代謝産物で，ビタミン B_6，B_{12}，葉酸の影響を受ける。これらの栄養状態が悪いとホモシステインは高値となる。ホモシステインは骨粗鬆症のリスク因子である[16,17]。また，カルシウム摂取量とホモシステインの関係を検討した報告では，カルシウム摂取量が少ないとホモシステイン濃度が高いことが報告されている[18]。したがって，ビタミン B 群以外の影響を受けている可能性も考えられる。

ペントシジンやホモシステインなどの骨マトリックス関連マーカーも食事や栄養の影響を受ける可能性があり，対象者の食事摂取状況などが検討できれば，より有用な情報を得ることができると考えられる。

まとめ

以上のように，骨代謝マーカーはカルシウム代謝をはじめ，多くの生体反応の影響を受けることから，複雑な調整を受けていることが考えられる。その中でも，カルシウム，ビタミン D，ビタミン K 摂取量の影響を大きく受ける可能性がある。

したがって，正確な骨代謝マーカーの動態を観察するためには，カルシウムやビタミン K の摂取状況や，ビタミン D の栄養状態を知る必要がある。カルシウムやビタミン K の摂取状況は牛乳・乳製品の摂取状況，納豆の摂取状況などこれらの栄養素を多く含む食品の摂取頻度を調べておくとよい。カルシウムとビタミン K については簡便なチェック表も開発されている[5,15]。ビタミン D の栄養状態は，血中の 25(OH)D の測定が可能であれば，実施しておくことを推奨する。

●文献

1) Szule P, Nay P, Hoyle NR, et al : Use of CTX-I and PINP as bone turnover markers: National Bone Health Alliance recommendations to standardize sample handling and patient preparation to reduce pre-analytical variability. Osteoporos Int 28 : 2541-2556, 2017
2) 日本骨粗鬆症学会 骨代謝マーカー検討委員会：骨粗鬆症診療における骨代謝マーカーの適正使用ガイド 2018 年版. ライフサイエンス出版，東京，2018

3) Fardellone P, Brazier M, Kamel S, et al : Biochemical effects of calcium supplementation in postmenopausal women: influence of dietary calcium intake. Am J Clin Nutr 67 : 1273-1278, 1998

4) Ferrar L, van der Hee RM, Berry M, et al : Effects of calcium-fortified ice cream on markers of bone health. Osteoporos Int 22 : 2721-2731, 2011

5) 石井光一, 上西一弘, 石田裕美, 他：簡便な「カルシウム自己チェック表」の開発とその信頼度の確定. Osteoporosis Jpn 13 : 497-502, 2005

6) Matsumoto T, Takano T, Yamakido S, et al : Comparison of the effects of eldecalcitol and alfacalcidol on bone and calcium metabolism. J Steroid Biochem Mol Biol 121 : 261-264, 2010

7) Bonjour JP, Benoit V, Payen F, et al : Consumption of yogurts fortified in vitamin D and calcium reduces serum parathyroid hormone and markers of bone resorption: a double-blind randomized controlled trial in institutionalized elderly women. J Clin Endocrinol Metab 98 : 2915-2921, 2013

8) Bonjour JP, Benoit V, Atkin S, et al : Fortification of Yogurts with Vitamin D and Calcium Enhances the Inhibition of Serum Parathyroid Hormone and Bone Resorption Markers : A Double Blind Randomized Controlled Trial in Women over 60 Living in a Community Dwelling Home. J Nutr Health Aging 19 : 563-569, 2015

9) Bonjour JP, Benoit V, Rousseau B, et al : Consumption of vitamin D-and calcium-fortified soft white cheese lowers the biochemical marker of bone resorption TRAP 5b in postmenopausal women at moderate risk of osteoporosis fracture. J Nutr 142 : 698-703, 2012

10) Bonjour JP, Benoit V, Pourchaire O, et al : Inhibition of markers of bone resorption by consumption of vitamin D and calcium-fortified soft plain cheese by institutionalised elderly women. Br J Nutr 102 : 962-966, 2009

11) Taku K, Melby MK, Kurzer MS, et al : Effects of soy isoflavone supplements on bone turnover markers in menopausal women: systematic review and meta-analysis of randomized controlled trials. Bone 47 : 413-423, 2010

12) Kanadys W, Barańska A, Błaszczuk A, et al : Effects of Soy Isoflavones on Biochemical Markers of Bone Metabolism in Postmenopausal Women: A Systematic Review and Meta-Analysis of Randomized Controlled Trials. Int J Environ Res Public Health 18 : 5346, 2021

13) Shiraki M, Itabashi A : Short-term menatetrenone therapy increases gamma-carboxylation of osteocalcin with a moderate increase of bone turnover in postmenopausal osteoporosis: a randomized prospective study. J Bone Miner Metab 27 : 333-340, 2009

14) Tsugawa N, Shiraki M : Vitamin K Nutrition and Bone Health. Nutrients 12 : 1909, 2020

15) 上西一弘, 石田裕美, 鎌尾まや, 他：簡易ビタミン K 摂取調査表の作成とその有効性の検討. Osteoporosis Jpn 19 : 513-518, 2011

16) 斎藤 充：骨質評価法の進歩 (2) 骨材質特性の評価法の現状と今後の展望. 日本臨牀 78 : 2036-2042, 2020

17) 斎藤 充：第 41 回ホモシステイン. 骨粗鬆症治療 11 : 296-300, 2012

18) Tanaka S, Uenishi K, Yamazaki Y, et al : Low calcium intake is associated with high plasma homocysteine levels in postmenopausal women. J Bone Miner Metab 32 : 317-323, 2014

（上西一弘）

Q30 スポーツなどで身体を動かすと，骨代謝マーカーはどのように変化しますか？

A30 組織学的に，運動（荷重や筋力）によるメカニカルストレスの増加は骨形成を促進し（成長期），骨吸収を抑制する（エストロゲン欠乏下）ことは知られている。運動・スポーツが全身の骨代謝動態を反映する骨代謝マーカーに及ぼす影響については，有酸素荷重運動・スポーツにより，骨形成マーカーが変化する傾向にあるものの，確立はされていない。最近のメタアナリシスから，運動による ucOC 増加（レプチン増加による）とインスリン抵抗性改善の効果が期待されている。

●キーワード　有酸素荷重運動，筋力強化運動，ハイインパクトエクササイズ，ハイインパクトスポーツ，アスリート

解説

はじめに

　運動・スポーツが，骨塩量・骨密度に影響を与えることは知られている。特に，ハイインパクトエクササイズは骨塩量・骨密度の増加に有用であり，ハイインパクトスポーツに従事するアスリートの骨密度は高い[1]。このように荷重や筋力などのメカニカルストレスは，局所で骨代謝を調節し，骨量に影響を与えている。しかし，運動・スポーツの全身の骨代謝動態を反映する骨代謝マーカーへの影響については，一定の見解は得られていない。本稿では，運動（メカニカルストレスの増加）が骨に及ぼす効果について述べた後，運動・スポーツが骨代謝マーカーに及ぼす影響について概説する。

運動が骨に及ぼす効果

　運動によるメカニカルストレスの増加はモデリング（骨形成）を促進し，リモデリング（骨吸収）を抑制する[2]。運動によるモデリングの促進は成長期のラットで，リモデリングの抑制は閉経後骨粗鬆症モデルである卵巣摘出ラットや老齢ラットで優位にみられる[3]。以上のことから，荷重骨において，運動によるメカニカルストレスの増加は，組織学的にみると骨形成

や骨吸収の変化を起こすことは確かである。しかし，全身の骨代謝状態を反映する骨代謝マーカーがこれらの局所の骨代謝変化を捉えられるとは限らない。

運動・スポーツが骨代謝マーカーに及ぼす影響
①運動による急性変化

　1回の運動(single-bout exercise)がオステオカルシン(OC)，骨型アルカリホスファターゼ(BAP)，Ⅰ型プロコラーゲン-C-プロペプチド(P1CP)，Ⅰ型コラーゲン-C-テロペプチド(1CTP)，Ⅰ型コラーゲン架橋C-テロペプチド(CTX)などに及ぼす影響についての報告が散見されるが，一定の見解は得られていない[4]。その理由として，研究デザインが一定していないこと(対象者や運動の種類・強度が異なる)，骨代謝マーカーに変化を与えるには1回の運動では不十分であること，日内変動を考慮に入れる必要があること，骨代謝マーカーが血漿量や腎機能の影響を受けること，OCの変化はエネルギー代謝の影響を受けることなどが挙げられている[4]。また，運動による乳酸アシドーシスは骨吸収を亢進させること，マラソンによるコルチゾールや副甲状腺ホルモン(parathyroid hormone：PTH)の増加は骨形成を低下させることなどの可能性も考慮に入れなければならない[4]。さらに，若年成人男性における有酸素運動(aerobic exercise：AE)が骨代謝マーカーに及ぼす影響についての報告では，骨形成マーカー(BAP，P1CP)の一過性の上昇(運動中)と骨吸収マーカー(1CTP)の持続的上昇(運動中から運動後まで)がみられることから(図1)[5]，測定のタイミングによっても，運動の骨代謝マーカーに及ぼす影響が異なると考えられる。

　最新のメタアナリシスでは，中高年者における1回の急性運動(a single-bout acute-exercise)が骨代謝マーカーに及ぼす影響が検討されている。AEはアルカリホスファターゼ(ALP)，BAP，CTXを増加させる[6]。AEが中年男性のOCと高齢女性のP1NPを増加させ，筋力強化運動(resistance exercise：RE)が高齢者のALPを減少させ，ジャンプ運動(impact exercise)が中年女性のOCとP1NPを増加させるとの報告もあるが，これらの効果は限定的である[6]。運動に対する骨代謝マーカーの反応は，運動の種類や強度，対象者の年齢や性別によって異なる[6]。

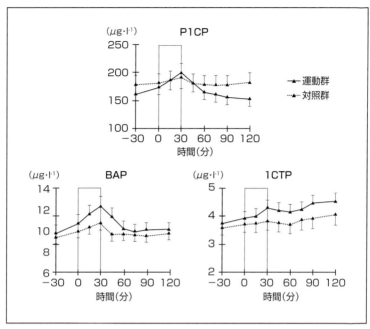

図1　有酸素運動（AE）が骨代謝マーカーに及ぼす影響

若年成人男性を対象として，30分のAE（エルゴメーター）が骨代謝マーカーに及ぼす影響について検討された。運動開始前30分から，運動中30分，運動後90分まで，経時的に骨代謝マーカーが測定された。AEにより，骨形成マーカー（BAP，P1CP）の一過性の上昇（運動中）と骨吸収マーカー（1CTP）の持続的上昇（運動中から運動後まで）がみられた。

Wallace JD et al, Responses of markers of bone and collagen turnover to exercise, growth hormone (GH) administration, and GH withdrawal in trained adult males, J Clin Endocrinol Metab, 2000, 85(1), 124-133, by permission of Oxford University Press

（文献5より改変引用）

②短期間の運動による変化

　短期間（1〜2カ月）のAEとREがOC，BAP，P1CP，Ⅰ型コラーゲン架橋N-テロペプチド（NTX），CTXなどに及ぼす影響についての報告があるが，運動の種類によって骨代謝マーカーの変化は異なる[4]。BAPはAEに，OC，NTX，尿中ピリジノリン（uPYD）はREに反応すること，運動による骨吸収マーカーの変化は，CTXよりもNTXのほうが鋭敏で

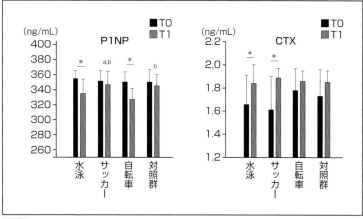

図2 スポーツ活動が骨代謝マーカーに及ぼす影響

青年男性アスリートを対象として，1年間のスポーツ活動（水泳，サッカー，自転車競技）が骨代謝マーカーに及ぼす影響について検討された。1年間のスポーツ活動後には，サッカー選手では，水泳選手と自転車競技選手に比べてP1NPが高かった。

T0：スポーツ活動開始時，T1：1年間のスポーツ活動終了時。

＊：T0とT1で有意差あり，a：水泳に対して有意差あり，b：自転車競技に対して有意差あり。

Vlachopoulos D, et al. Longitudinal adaptations of bone mass, geometry, and metabolism in adolescent male athletes : The PRO-BONE Study. ©John Wiley and Sons.

（文献10より改変引用）

あることなどが報告されている[4]。

③長期間の運動・スポーツによる変化

　長期間（6カ月以上）の運動がOC，BAP，NTX，CTXなどに及ぼす影響についての報告がある[4]。運動習慣のない健常人において，運動により骨形成マーカー（BAP）は変化する。アスリートにおいて，スポーツ（特に，荷重運動を行うスポーツ）により，トレーニングの強度に依存するものの骨形成マーカー（OCまたはBAP）は変化するが，骨吸収マーカー（NTX，CTX）に変化はみられないことが明らかにされている[4]。

　最新のメタアナリシスから，運動（30〜120分／日，8〜52週間）が，OCと低カルボキシル化オステオカルシン（ucOC）を増加およびアディポ

Chap

7

Q30

ネクチンを減少させ，インスリン抵抗性を改善することが明らかにされている。しかし，OCとucOCの増加は，運動による骨への直接作用よりも，むしろレプチンの増加によるものと考えられている[7]。

アスリートにおける骨代謝マーカー

ハイインパクトスポーツに従事するアスリートでは骨塩量・骨密度は高いこと，水泳選手，自転車競技選手，長距離女性ランナーでは骨密度は低いことが明らかにされていることから[8)9]，スポーツ活動中の荷重や月経異常は骨代謝マーカーに影響を及ぼす可能性がある[1]。耐久性運動（endurance exercise）を行うアスリートでは骨吸収マーカー（NTX，CTX）は高く，バレーボールやバスケットボールなどのハイインパクトスポーツのアスリートでは骨形成マーカー（OC）が高い傾向にあるとの報告や[4]，青年男性アスリートにおいて，サッカー選手では，水泳選手と自転車競技選手に比べてP1NPが高いとの報告がある（図2）[10]。また，視床下部性無月経を呈するアスリートでは骨吸収と骨形成のアンカップリング（P1NPの低下，uCTXの上昇）がみられる[1]。

おわりに

メカニカルストレス（荷重や筋力）は，局所で骨代謝を調節し，骨量に影響を与えている。運動・スポーツが全身の骨代謝動態を反映する骨代謝マーカーに及ぼす影響については，有酸素荷重運動・スポーツにより，骨形成マーカーが変化する傾向にあるものの，研究デザイン（対象者や運動の種類，強度，期間など）が一定しておらず，確立されていないのが現状である。最近のメタアナリシスから，運動によるucOC増加（レプチン増加による）とインスリン抵抗性改善の効果が期待されている。骨の健康維持・増進の観点から，骨代謝マーカーによる運動・スポーツの評価の確立は重要な課題と考えられる。

●文献

1) 岩本 潤：骨代謝マーカーによるスポーツおよび身体活動の評価. THE BONE 33：223-228, 2019
2) Frost HM：From Wolff's law to the Utah paradigm：insights about bone physiology and its clinical applications. Anat Rec 262：398-419, 2001
3) Iwamoto J, Takeda T, Sato Y：Effect of treadmill exercise on bone mass in female rats. Exp

Anim 54：1-6, 2005

4) Banfi G, Lombardi G, Colombini A, et al：Bone metabolism markers in sports medicine. Sports Med 40：697-714, 2010

5) Wallace JD, Cuneo RC, Lundberg PA, et al：Responses of markers of bone and collagen turnover to exercise, growth hormone (GH) administration, and GH withdrawal in trained adult males. J Clin Endocrinol Metab 85：124-133, 2000

6) Smith C, Tacey A, Mesinovic J, et al：The effects of acute exercise on bone turnover markers in middle-aged and older adults：A systematic review. Bone 143：115766, 2021

7) Mohammad Rahimi GR, Niyazi A, Alaee A：The effect of exercise training on osteocalcin, adipocytokines, and insulin resistance：a systematic review and meta-analysis of randomized controlled trials. Osteoporos Int 32：213-224, 2021

8) Suominen H：Bone mineral density and long term exercise. An overview of cross-sectional athlete studies. Sports Med 16：316-330, 1993

9) Sherk VD, Barry DW, Villalon KL, et al：Bone loss over 1 year of training and competition in female cyclists. Clin J Sport Med 24：331-336, 2014

10) Vlachopoulos D, Barker AR, Ubago-Guisado E, et al：Longitudinal adaptations of bone mass, geometry, and metabolism in adolescent male athletes：The PRO-BONE Study. J Bone Miner Res 32：2269-2277, 2017

（岩本　潤）

栄養およびスポーツと骨代謝マーカー

　骨の健康維持，骨粗鬆症の発症予防に，カルシウムやビタミン D, K をはじめとする栄養や運動が大切であることは異論を挟む余地はないであろう。閉経後骨粗鬆症の予防には若年期からの適切な栄養，特にカルシウムの十分な摂取が推奨されている[1]。カルシウム摂取と骨密度増加との関係については，メタアナリシスによると多くの研究で有意な関連を認めており，その関連は若年女性ではより強く，閉経後女性ではより弱い傾向がある[2]。『日本人の食事摂取基準 (2010 年版)』[3]には健康女性のカルシウム摂取推奨量が示されており，1 日の推奨量は 12 ～ 14 歳では 804 mg，15 ～ 69 歳では 660 ～ 666 mg，70 歳以上では 622 mg である。閉経後骨粗鬆症の食事療法では，エネルギー源や各種栄養素がバランスよく摂取されていることが重要である。特に骨代謝に関わるカルシウム (700 ～ 800 mg，食事で十分に摂取できない場合には 1 日の総量が 1,000 mg 程度となるようサプリメントを用いる)，ビタミン D〔400 ～ 800 IU (10 ～ 20 μg)〕，ビタミン K (250 ～ 300 μg) を積極的に摂取することが重要である (括弧内は 1 日の目標摂取量)[4]。特に日光照射不足が疑われる女性ではビタミン D 不足に注意が必要である。

　運動療法に関しても，運動が椎体や大腿骨近位部の骨量を増加させることを示す介入研究は多数あり，衝撃荷重運動や抵抗荷重運動が有効と考えられている[5]。高齢者に関しても活発な身体活動が座りがちな生活よりも大腿骨近位部骨折を低下させることが示されており，日常生活の中で散歩や背筋を鍛えるような動作[6]を積極的に行うことが推奨されている。わが国で考案された 1 日 3 回 1 分間の開眼片足起立運動は，大腿骨骨密度の改善と転倒予防効果が認められており，骨粗鬆症による大腿骨近位部骨折の予防に有用であるという[7]。

　さて，実際の骨粗鬆症治療の現場では，食事療法や運動療法はどのように導入し，評価されているのであろうか。研究レベルでは食事・運動の介入により骨折が減少することや骨密度が維持または増加することが報告されているが，個々の患者さんにおいてその評価がなかなか一致しないことを，多くの臨床医の皆さんは感じておられるのではないだろうか。現在使用されているほぼすべての骨粗鬆症治療薬は，対象者に対し十分にビタミン D とカルシウム摂取を行った上で治療効果が確認されており，またその効果は骨密度や骨代謝マーカーの変動で捉えることが可能である。骨粗鬆

症の薬物治療において食事や運動が大切だとわかっていても，分けて評価することは臨床的には不可能といえる。そのため医療者も患者さんも食事や運動の正しい評価を実感できていない。実際の臨床現場において，薬物療法にて改善が認められたとき，「今後は運動と食事で頑張りたい」とおっしゃる患者さんを多数経験している。治療を継続すべきか否かは現在のところ骨密度改善の程度で判断することが多いが，骨代謝マーカーの研究が進み，食事療法や運動療法を鋭敏に反映するものがみつかれば，より積極的に利用することで患者さんの希望に沿える日が来ることを期待している。

●文献

1) Hirota T, Kusu T, Hirota K：Improvement of nutrition stimulates bone mineral gain in Japanese school children and adolescents. Osteoporos Int 16：1057-1064, 2005
2) Welten DC, Kemper HC, Post GB, et al：A meta-analysis of the effect of calcium intake on bone mass in young and middle aged females and males. J Nutr 125：2802-2813, 1995
3) 厚生労働省：「日本人の食事摂取基準」策定検討会報告書. 日本人の食事摂取基準2010年版, 第一出版，東京，2009
4) 骨粗鬆症の予防と治療ガイドライン作成委員会：骨粗鬆症の予防と治療ガイドライン2015年版. ライフサイエンス出版，東京，2015
5) Wallace BA, Cumming RG：Systematic review of randomized trials of the effect of exercise on bone mass in pre- and postmenopausal women. Calcif Tissue Int 67：10-18, 2000
6) Hongo M, Itoi E, Sinaki M, et al：Effect of low-intensity back exercise on quality of life and back extensor strength in patients with osteoporosis: a randomized controlled trial. Osteoporos Int 18：1389-1395, 2007
7) Sakamoto K, Nakamura T, Hagino H, et al：Effects of unipedal standing balance exercise on the prevention of falla and hip fracture among clinically defined high-risk elderly individuals: a randomized controlled trial. J Orthop Sci 11：467-472, 2006

(茶木　修)

NOTE

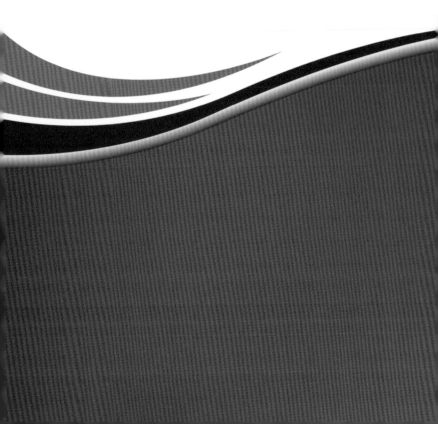

Chapter 8

骨代謝マーカーを実践活用した
これからの骨粗鬆症診療

Q31 骨代謝マーカーの将来展望について，具体的な事例を用いて教えてください

A31 骨吸収や骨形成の各断面は骨代謝マーカーで評価可能である。しかし薬剤投与時の骨吸収と骨形成のバランスで示される骨再構築の全貌である治療域を捕捉する指標は見出されていない。そこで3カ月薬剤投与時に1年後の骨密度変化量を評価する指標を探索した。その結果，骨吸収マーカー／骨形成マーカー比（TRACP-5b/BAP 比）の測定で1年後の腰椎骨密度の予測が可能であることが判明したので，紹介する。

● キーワード 骨再構築，治療域，骨吸収マーカー／骨形成マーカー比，骨密度予測因子，医療経済効果

解説

　先進諸国では人口の高齢化により，骨粗鬆症は50歳以上の閉経後女性で65％が，男性では35％が罹患し，健康リスクと医療経済に多大な影響を及ぼしている[1]。骨粗鬆症の診断は WHO により骨密度値が若年成人平均値（T 値）の−2.5SD 以下を呈する場合と定められている[2]。この骨密度低下要因は骨リモデリング（骨再構築）に伴う骨吸収と骨形成のバランスが崩れる[3]ことによるが，その原因として加齢[4]，エストロゲンの低下[5]，生活習慣病の罹患[6]が関与するとされている。一方近年，骨粗鬆症治療薬であるビスホスホネート薬とデノスマブ投与時における骨密度増加の差は2つの Wnt シグナル拮抗物質であるスクレロスチンと Dickkopf-related protein 1 に与える影響の違いによる Therapeutic window（治療域）の差となって現れることが示された[7]。すなわち，骨吸収と骨形成のバランスの違いが骨再構築に影響を及ぼし，異なる治療域を形成するので，それがアナボリックに傾けば骨密度の増大に結び着くとされている。これらのことから，骨吸収マーカーと骨形成マーカーのバランスの違いを閉経後の骨密度減少の把握に応用できないかと考えた。

　国際骨粗鬆症財団（IOF）と国際臨床化学連合（IFCC）では骨代謝マーカーとして I 型コラーゲン架橋 C-テロペプチド（CTX）と I 型プロコラー

ゲン-N-プロペプチド（P1NP）の使用を推奨している[8]。しかし，CTX は腎機能の影響を受け，腎機能の低下例においては骨吸収の状態を正確に把握することは難しい。40 歳以上の女性ではステージ 3 ～ 5 の慢性腎臓病（chronic kidney disease：CKD）の罹患が増え，70 歳以上の閉経後女性では約 50 ％が腎機能に影響を受ける[9][10]。そこで，われわれは酒石酸抵抗性酸ホスファターゼ-5b（TRACP-5b）と骨型アルカリホスファターゼ（BAP）の 2 つの関連するマーカーに注目した。両者はわが国においては腎機能の影響を受けず，骨代謝を正確に反映するので，閉経後の骨粗鬆症患者の骨代謝評価のマーカーとして広く使用されている[11][12]。TRACP-5b と BAP は CKD 合併患者の骨吸収と骨形成を各々正しく評価できるばかりか，骨吸収と骨形成のバランスの崩れを両者とも把握可能である。

さらに骨粗鬆症治療の治療域としての手掛かりを提供する可能性があるものとして TRACP-5b/BAP（T/B）比を採用した。また，研究対象は骨量減少症（-2.5SD ＜腰椎骨密度＜-1.0SD）であり，閉経後 3 年以内の，腰椎骨密度の最も低下する時期で[13]，この対象者には薬物治療が推奨されている[14]ことから薬物治療対象者とした。

対象は 2008 ～ 2016 年の倉敷平成病院婦人科外来受診者の中から，骨形成マーカーの BAP は正常である基準値内で，骨吸収マーカーの TRACP-5b が 420 mU/dL 以上の骨吸収が亢進した閉経後 3 年以内の腰椎（L1-4）骨密度の T 値が-2.5SD より大きく-1.0SD 未満の骨量減少者とした。対象者に対して倫理委員会の承認と十分なインフォームドコンセント（informed consent：IC）を得て 17-β エストラジオール（estradiol：E_2）1 mg/ 日とバゼドキシフェン 20 mg/日による併用投与を施行した。

DXA 法による腰椎（L1-4）骨密度測定は投薬開始時または経過観察開始時と 1 年後に，また投薬開始時と投薬開始 3 カ月後に E_2，卵胞刺激ホルモン（follicle stimulating hormone：FSH），TRACP-5b，BAP の血液測定を大手臨床検査センターで行った。なお，閉経は 40 歳以上で 1 年間の無月経ないしは FSH：40 mIU/mL 以上かつ E_2：20 pg/mL 以下にて判定した。

対象者の 1 年後における脱落率は約 7 ％で，すべて未受診によるものであった。TRACP-5b 値は 3 カ月後には 40 ％を超える低下を認めたが，骨形成マーカーの BAP 値も 65 ％を超える骨吸収マーカー以上の低下が認められた。

また投薬3カ月後におけるT/B比と1年間の平均腰椎骨密度(T値変化量：%)について，線形近似曲線を算出した。得られた近似式から＋2%以上の増加例，－3%以上の減少例，およびその間の不変例のT/B比を各々求めた。1年間におけるT値変化量(%)による腰椎骨密度が＋2%のT/B比は26.8%，0%が32.7，－3%が41.6であった。すなわち，薬剤介入後3カ月後のT/B比は小さければ腰椎骨密度の増加がみられ，大きければ腰椎骨密度の減少を来すことが示された。

さらにT/B比，TRACP-5b値，BAP値と腰椎骨密度(T値変化量：%)のROC(receiver operating characteristic curve)曲線を算出し，①1年で3%以上腰椎骨密度(T値変化量：%)が減少する例(n＝121)におけるT/B比のカットオフ値(図1)，②1年で－3%＜腰椎骨密度(T値変化量：%)＜2%(不変例，n＝101)におけるT/B比のカットオフ値(図2)，③1年で2%以上腰椎骨密度(T値変化量：%)が増加する例(n＝170)におけるT/B比のカットオフ値(図3)をそれぞれ求めた。1年で3%以上腰椎骨密度(T値変化量：%)が減少する因子として有意なのはT/B比(AUC＝0.916，P＜0.0001，95% CI：0.897-0.934)とTRACP-5b(AUC＝0.853，P＜0.0001，95% CI：0.829-0.877)であった〔曲線下の面積(area under curve：AUC)，有意確率(probability value：P)，信頼区間(confidence interval：CI)〕。T/B比のカットオフ値は40.2，TRACP-5bのカットオフ値は20.5 mU/dLであった(図1)。1年で－3%＜腰椎骨密度(T値変化量：%)＜2%(不変)の因子として有意なのはT/B比(AUC＝0.952，P＜0.0001，95% CI：0.936-0.968)とTRACP-5b(AUC＝0.824，P＜0.0001，95% CI：0.797-0.852)であった。T/B比のカットオフ値は35.3(感度＝0.917，特異度＝0.942)，TRACP-5bのカットオフ値は337.0 mU/dL(感度＝0.768，特異度＝0.720)であった(図2)。1年で2%以上腰椎骨密度(T値変化量：%)が増加する因子として有意なのはT/B比(AUC＝0.910，P＜0.05，95% CI：0.877-0.943)とTRACP-5b(AUC＝0.782，P＜0.05，95% CI：0.744-0.820)であった。T/B比のカットオフ値は25.9，TRACP-5bのカットオフ値は298.5 mU/dLであった(図3)。

しかし，T値変化量による腰椎骨密度の1年間の増減を予測する指標としてはTRACP-5b値よりもT/B比のAUCは有意に大きく，感度と特異度はともに大きいことが確認された。これらの結果から，T/B比は他の

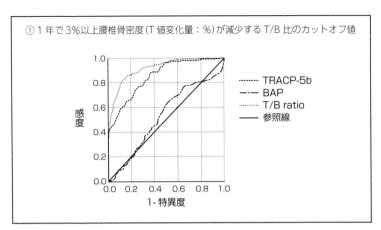

図1 T/B比と腰椎骨密度(T値変化量：%)のROC曲線①

T/B比のカットオフ値は40.2(感度＝0.776，特異度＝0.897)，TRACP-5b のカットオフ値は 20.5 mU/dL(感度＝0.869，特異度＝0.638)であった。

(著者提供)

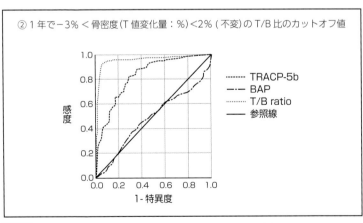

図2 T/B比と腰椎骨密度(T値変化量：%)のROC曲線②

T/B比のカットオフ値は 35.3(感度＝0.917，特異度＝0.942)，TRACP-5b のカットオフ値は 337.0 mU/dL(感度＝0.768，特異度＝0.720)であった。

(著者提供)

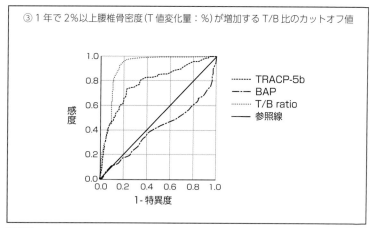

図3 T/B 比と腰椎骨密度(T 値変化量：%)の ROC 曲線③

T/B 比のカットオフ値は 25.9(感度=0.952，特異度=0.799)，TRACP-5b のカットオフ値は 298.5 mU/dL (感度=0.735，特異度=0.768)であった。

(著者提供)

指標に比較して，有意に AUC が高く，T 値変化量による腰椎骨密度変化量を反映するマーカーとして最適と思われた。

　単一の骨吸収マーカーや骨形成マーカーの値から骨代謝の全貌を把握することは難しい。特に閉経後女性にとって骨再構築はいつもバランスを保っているとは限らない[15]。

　さらに各種骨吸収阻害剤の使用により変動する治療域は骨吸収と骨形成を抑制する違いの差から骨密度の増加を説明してきた[9][16]。これらの報告から，異なる骨粗鬆症治療薬の骨密度に対する各効果は骨再構築に対する異なる影響によって説明されてきた。そして骨粗鬆症治療中の骨再構築を正確に評価する重要性が示唆されてきた。

　そこで，われわれは骨形成と骨吸収のバランスである治療域に焦点を絞った。そして骨代謝における変化はいかなる単一の骨代謝マーカーよりも T/B 比にてより密接に反映されると考えた。T/B 比は治療中の1点で評価されるが，個々の骨代謝状態を反映し，1年後の治療による骨密度の変化を反映した。これらのことから T/B 比は前後の測定から得られる単

一の骨代謝マーカーよりもより信頼性のある単一の指標として有能であった。T/B 比を用いた先行研究はないが，われわれの結果は骨密度の変化と骨バランスが弱い相関を示した既存研究との一致をみている[17]。さらに P1NP/βCTX 比は高齢者における非椎体骨折と関連した[18]。さらに尿中 NTX/OC 比は FRAX®〔Fracture Risk Assessment Tool：将来 10 年以内の骨折リスクを予測計算するツールで WHO（世界保健機関）が開発した〕とは独立して骨折を予測し得た[19]。一方，T/B 比は他の既存に評価されていた指標よりも骨密度変化率との間により強い相関を示した。その理由として，T/B 比は腎機能による影響がより少ないので CTX，NTX，OC よりもより正確に骨代謝を反映し得るものと思われる。

　本研究結果から T/B 比は TRACP-5b 単独よりも AUC が著明に大きいだけでなく，感度と特異度もより高く，BAP は腰椎骨密度と相関を示さなかった。骨吸収マーカーに対する骨形成マーカーの比を用いることによって正確に骨再構築を評価する重要性を示したものである。T/B 比は TRACP-5b 単独よりも骨吸収阻害剤治療による腰椎骨密度変化率をより鋭敏に予測する能力を有する。本研究は腎機能への影響が少ない 2 種のマーカー T/B 比の意義を示す最初の研究である。T/B 比は腎機能にしばしば障害がみられる閉経後女性における骨再構築状態を正確に捕捉する有用なマーカーとなり得る。

●文献

1) Wright NC, Looker AC, Saag KG, et al：The Recent Prevalence of Osteoporosis and Low Bone Mass in the United States Based on Bone Mineral Density at the Femoral Neck or Lumbar Spine. J Bone Miner Res 29：2520-2526, 2014
2) Raisz LG：Pathogenesis of osteoporosis: concepts, conflicts and prospects. J Clin Invest 115：3318-3325, 2005
3) Parfitt AM：The coupling of bone formation to bone resorption: a critical analysis of the concept and of its relevance to the pathogenesis of osteoporosis. Metab Bone Dis Relat Res 4：1-6, 1982
4) Rachner TD, Khosla S, Hofbauer LC：Osteoporosis：now and the future. Lancet 377：1276-1287, 2011
5) Zebaze RM, Ghasem-Zadeh A, Bohte A, et al：Intracortical remodeling and porosity in the distal radius and post-mortem femur of women: a cross-sectional study. Lancet 375：1729-1736, 2010
6) Manalogas SC：From estrogen-centric to aging and oxidative stress: a revised perspective of the pathogenesis of osteoporosis. Endocr Rev 31：266-300, 2010
7) Rossini M, Gatti D, Adami S：Involvement of WNT/β-catenin signaling in the treatment of

osteoporosis. Calcif Tissue Int 93：121-132, 2013

8) Vasikaran S, Eastell R, Bruyère O, et al：Markers of bone turnover for the prediction of fracture risk and monitoring of osteoporosis treatment：a need for international reference standards. Osteoporos Int 22：391-420, 2011

9) Wetzels JF, Kiemeney LA, Swinkels DW, et al：Age- and gender-specific reference values of estimated GFR in Caucasians: The Nijmegen Biomedical Study. Kidney Int 72：632-637, 2007

10) Imai E, Horio M, Yamagata K, et al：Slower decline of glomerular filtration rate in the Japanese general population: a longitudinal 10-year follow-up study. Hypertens Res 31：433-441, 2008

11) Yamada S, Inaba M, Kurajoh M, et al：Utility of serum tartrate-resistant acid phosphatase (TRACP5b) as a bone resorption marker in patients with chronic kidney disease: independence from renal dysfunction. Clin Endocrinol (Oxf) 69：189-196, 2008

12) Ueda M, Inaba M, Okuno S, et al：Serum BAP as the clinically useful marker for predicting BMD reduction in diabetic hemodialysis patients with low PTH. Life Sci 77：1130-1139, 2005

13) Minaguchi H, Aso T, Ohta H, et al：Report of the Subcommittee for the Survey on Postmenopausal Osteoporosis, Reproductive Medicine/Endocrine Committee 1994. J Jpn Soc Obstet Gynecol 47：1191-1192, 1995

14) Management of Osteoporosis in Postmenopausal Women：Management of osteoporosis in postmenopausal women：the 2021 position statement of The North American Menopause Society. Menopause 28：973-997, 2021

15) Seeman E, Nguyen TV：Bone remodeling markers: so easy to measure, so difficult to interpret. Osteoporos Int 27：33-35, 2016

16) Gennari L, Rotatori S, Bianciardi S, et al：Treatment needs and current opinions for postmenopausal osteoporosis. Expert Opin Parmacother 17：1141-1152, 2016

17) Rogers A, Hannon RA, Eastell R：Biochemical markers as predictors of rates of bone loss after menopause. J Bone Miner Res 15：1398-1404, 2000

18) Fisher A, Srikusalanukul W, Fisher L, et al：Lower serum P1NP/βCTX ratio and hypoalbuminemia are independently associated with osteoporotic nonvertebral fractures in older adults. Clin Interv Aging 12：1131-1140, 2017

19) Melton LJ 3rd, Atkinson EJ, Achenbach SJ, et al：Potential Extensions of the US FRAX Algorithm. J Osteoporos 2012：528790, 2012

（太田博明／太田郁子）

モノ申す"骨代謝学"

　本研究の T/B 比は腰椎骨密度 (L-BMD) 変化率を反映し，単独の骨吸収や骨形成マーカーに比べて AUC は著明に大きかった。したがって，T/B 比は骨密度変化量の強力な独立した指標で，1 年後の L-BMD を予測し得る指標となる。TRACP-5b は活性化した破骨細胞による骨吸収の上昇で鋭敏に細胞外に分泌される。ヒトでは破骨細胞にのみ由来する酵素であり，CTX とは異なり TRACP-5b は腎機能の影響も受けず，腎障害合併が多い閉経後女性の骨吸収を正確に把握する。

　単一の骨吸収や骨形成マーカーの値から骨代謝の全貌を把握することは難しく，特に閉経後女性にとって骨再構築はいつもバランスを保っているとは限らない。さらに各種骨吸収阻害剤の使用により変動する治療域は骨吸収と骨形成を抑制する違いの差から骨密度の増加を説明してきた。これらの報告から異なる骨粗鬆症治療薬の骨密度に対する各効果は骨再構築に対する異なる影響があるので，骨再構築を正確に評価する重要性が示唆されてきた。

　そこで，われわれは骨形成と骨吸収のバランスである治療域に焦点を絞った。そして骨代謝における変化は単一の骨代謝マーカーよりも T/B 比にてより密接に反映されると考えた。T/B 比は治療中の 1 点で評価されるが，個々の骨代謝状態を反映し，1 年後の治療による骨密度の変化を反映した。これらのことから T/B 比は前後の測定から得られる単一の骨代謝マーカーよりもより信頼性のある指標であった。T/B 比を用いた先行研究はなく，われわれの結果は骨密度の変化と骨代謝マーカーが弱い相関を示した Rogers らの既存研究 [1] との類似をみている。

　一方，T/B 比は他の既存に評価されていた指標よりも骨密度変化率との間により強い相関を示した。その理由として，T/B 比は腎機能による影響がより少ないので CTX，NTX よりもより正確に骨代謝を反映し得たと思われる。本研究では分母に骨形成マーカーを，分子に骨吸収マーカーを当てはめる方式であるが，これとは反対に Fisher らの先行研究 [2] では骨吸収抑制剤の使用の反応をみる骨吸収マーカーを分母ではなく，分子としているので，骨代謝動態を正確に反映しなかったと思われる。

　薬剤投与 3 カ月後に T/B 比の測定にて 1 年後の L-BMD の予測が可能で，non-responder を回避でき，医療経済効果も期待できる。

●文献

1) Rogers A, Hannon RA, Eastell R：Biochemical Markers as Predictors of Rates of Bone Loss After Menopause. J Bone Miner Res 15：1398-1404, 2000
2) Fisher A, Srikusalanukul W, Fisher L, et al：Lower serum P1NP/βCTX ratio and hypoalbuminemia are independently associated with osteoporotic nonvertebral fractures in older adults. Clin Interv Aging 12：1131-1140, 2017

（太田博明／太田郁子）

Chap

8

column

二次性骨折予防継続管理料とは

　令和4年度診療報酬改定において，継続的な二次性骨折予防に係る評価（二次性骨折予防継続管理料）の新設が認められ，算定要件事項に「診療に当たっては骨代謝マーカーによる必要な評価を行うこと」が記載された意義は大きい。

　下記に診療報酬内容について全文を示す。なお，施設基準に係る届出書添付書および疑義解釈などは厚生労働省のホームページを是非，参照して欲しい。

第1　基本的な考え方
　骨粗鬆症の治療による二次性骨折の予防を推進する観点から，骨粗鬆症を有する大腿骨近位部骨折患者に対して早期から必要な治療を実施した場合について，新たな評価を行う。

第2　具体的な内容
　大腿骨近位部骨折の患者に対して，関係学会のガイドラインに沿って継続的に骨粗鬆症の評価を行い，必要な治療等を実施した場合の評価を新設する。

（新）二次性骨折予防継続管理料
　イ 二次性骨折予防継続管理料1　1,000点
　ロ 二次性骨折予防継続管理料2　　750点
　ハ 二次性骨折予防継続管理料3　　500点

[対象患者]
（1）大腿骨近位部骨折を発症し，手術治療を担う保険医療機関の一般病棟に入院している患者であって，骨粗鬆症の有無に関する評価及び必要な治療等を実施したもの
（2）イを算定していた患者であって，リハビリテーション医療等を担う病棟において継続的に骨粗鬆症に関する評価及び治療等を実施したもの
（3）イを算定していた患者であって，外来において継続的に骨粗鬆症に関する評価及び治療等を実施したもの

[算定要件]
（1）イについては，別に厚生労働大臣が定める施設基準に適合しているものとして保険医療機関が地方厚生局長等に届け出た病棟に入院している患者であって，大腿骨近位部骨折に対する手術を行ったものに対して，二次性骨折の予防を目的として，骨粗鬆症の計画的な評価及び治療等を行った場合に，当該入院中1回に限り算定する。

（2）ロについては，別に厚生労働大臣が定める施設基準に適合しているものとして保険医療機関が地方厚生局長等に届け出た病棟に入院している患者であって，他の保険医療機関においてイを算定したものに対して，継続して骨粗鬆症の計画的な評価及び治療等を行った場合に，当該入院中1回に限り算定する。

（3）ハについては，別に厚生労働大臣が定める施設基準に適合しているものとして地方厚生局長等に届け出た保険医療機関において，入院中の患者以外の患者であって，イを算定したものに対して，継続して骨粗鬆症の計画的な評価及び治療等を行った場合に，初回算定日の属する月から起算して1年を限度として，月1回に限り算定する。

（4）イについては，関係学会より示されている「骨折リエゾンサービス（FLS）クリニカルスタンダード」及び「骨粗鬆症の予防と治療ガイドライン」に沿った適切な評価及び治療等が実施された場合に算定する。

（5）ロ及びハについては，関係学会より示されている「骨折リエゾンサービス（FLS）クリニカルスタンダード」及び「骨粗鬆症の予防と治療ガイドライン」に沿った適切な評価及び骨粗鬆症の治療効果の判定等，必要な治療を継続して実施した場合に算定する。

（6）診療に当たっては，骨量測定，骨代謝マーカー，脊椎エックス線写真等による必要な評価を行うこと。

［施設基準］
（1）骨粗鬆症の診療を行うにつき十分な体制が整備されていること。
（2）当該体制において，骨粗鬆症の診療を担当する医師，看護師及び薬剤師が適切に配置されていること。
（3）イの施設基準に係る病棟については，急性期一般入院基本料，地域一般入院基本料又は7対1入院基本料若しくは10対1入院基本料（特定機能病院入院基本料（一般病棟に限る。）又は専門病院入院基本料に限る。）に係る届出を行っている保険医療機関の病棟であること。
（4）ロの施設基準に係る病棟については，地域包括ケア病棟入院料，地域包括ケア病棟入院医療管理料又は回復期リハビリテーション病棟入院料に係る届出を行っている保険医療機関の病棟であること。

●文献
1）厚生労働省：令和4年度診療報酬改定の概要　個別改定事項Ⅴ. https://www.mhlw.go.jp/content/12400000/000912336.pdf.〔閲覧：2022年5月〕
2）厚生労働省：二次性骨折予防継続管理料1・2・3の施設基準に係る届出所添付書類. https://kouseikyoku.mhlw.go.jp/tohoku/r4-t05-13.pdf.〔閲覧：2022年5月〕
3）厚生労働省：疑義解釈資料の送付について（その1）問140-142. https://kouseikyoku.mhlw.go.jp/kyushu/iryo_shido/000236075.pdf.〔閲覧：2022年5月〕

（三浦雅一）

和文

欧文・数字

数字

NOTE

骨代謝マーカーハンドブック

定価　本体 3,000 円（税別）

2022 年 9 月 30 日　第 1 版 第 1 刷発行 ©

編　　　集／一般社団法人日本骨粗鬆症学会 骨代謝マーカー検討委員会
　　　　　　委員長　三浦雅一

発　　　行／一般社団法人 日本骨粗鬆症学会

〔連絡先〕一般社団法人 日本骨粗鬆症学会 事務局

〒 100-0003　東京都千代田区一ツ橋 1-1-1
　　　　　　　パレスサイドビル 株式会社毎日学術フォーラム内
　　　　　　　電話 03-6267-4550　FAX 03-6267-4555
　　　　　　　E-mail　maf-josteo@mynavi.jp

制作・販売／株式会社メディカルレビュー社

〒113-0034　東京都文京区湯島 3-19-11　湯島ファーストビル
　　　　　　　電話 03-3835-3041 ㈹
　　編集制作部　電話 03-3835-3043　FAX 03-3835-3040
　　　　　　　✉ editor-1@m-review.co.jp
　　事業推進部　電話 03-3835-3049　FAX 03-3835-3075
　　　　　　　✉ sale@m-review.co.jp
〒541-0046　大阪府大阪市中央区平野町 3-2-8　淀屋橋MIビル
　　　　　　　電話 06-6223-1468 ㈹　FAX 06-6223-1245
　　　　　　　http://publish.m-review.co.jp

印刷・製本／シナノ印刷株式会社
用紙／株式会社彌生

ISBN 978-4-7792-2598-7　C3047